当代中医外治临床丛书

肛肠疾病 中医特色外治206法

总主编　庞国明　林天东　胡世平　韩振蕴　王新春
主　编　靳胜利　王传海　李又耕　王凯锋

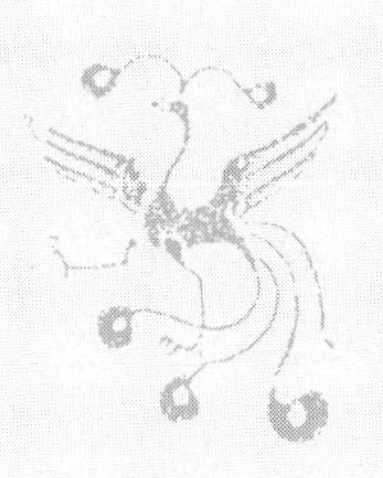

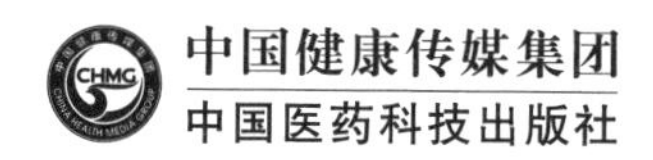
中国健康传媒集团
中国医药科技出版社

内 容 提 要

本书搜集了近几十年来肛肠疾病中医特色外治疗法，并结合现代临床实践编撰而成。本书分为“概论”和“临床应用”两大部分。其中概论部分从肛肠科中医外治法的理论基础、作用机制、提高临床疗效的思路与方法，以及应用的注意事项五方面进行阐述；临床应用部分以病为纲，每种疾病从处方、用法、适应证、注意事项、出处、综合评按等方面对药物外治法、非药物外治法进行详细介绍。本书内容系统全面，对从事肛肠科专业的临床医生、学生、教师等有一定的参考作用。

图书在版编目（CIP）数据

肛肠疾病中医特色外治 206 法 / 靳胜利等主编 . — 北京：中国医药科技出版社，2021.5

（当代中医外治临床丛书）

ISBN 978-7-5214-2340-2

Ⅰ . ①肛… Ⅱ . ①靳… Ⅲ . ①肛门疾病—中医治疗法—外治法 ②直肠疾病—中医治疗法—外治法 Ⅳ . ① R266

中国版本图书馆 CIP 数据核字（2021）第 035623 号

美术编辑 陈君杞

版式设计 也 在

出版 **中国健康传媒集团** | 中国医药科技出版社

地址 北京市海淀区文慧园北路甲 22 号

邮编 100082

电话 发行：010-62227427 邮购：010-62236938

网址 www.cmstp.com

规格 $710 \times 1000\text{mm}\ ^{1}/_{16}$

印张 $7^{1}/_{4}$

字数 110 千字

版次 2021 年 5 月第 1 版

印次 2024 年 4 月第 2 次印刷

印刷 三河市万龙印装有限公司

经销 全国各地新华书店

书号 ISBN 978-7-5214-2340-2

定价 29.00 元

获取新书信息、投稿、为图书纠错，请扫码联系我们。

《当代中医外治临床丛书》
编委会

甘洪桥　艾为民　龙新胜　平佳宜　卢　昭
叶　钊　叶乃菁　付永祥　代珍珍　朱　琳
朱　璞　朱文辉　朱恪材　朱惠征　刘　辉
刘宗敏　刘建浩　刘鹤岭　许　亦　许　强
阮志华　孙　扶　苏广兴　李　松　李　柱
李　娟　李　慧　李　淼　李义松　李方旭
李玉柱　李正斌　李亚楠　李军武　李红梅
李宏泽　李建平　李晓东　李晓辉　李鹏辉
杨玉龙　杨雪彬　吴先平　吴洪涛　宋震宇
张　平　张　芳　张　侗　张　挺　张　科
张　峰　张云瑞　张亚乐　张超云　张新响
陈　杰　陈　革　陈丹丹　陈宏灿　陈群英
武　楠　岳瑞文　金　凯　周　夏　周克飞
周丽霞　庞　鑫　庞国胜　庞勇杰　庞晓斌
郑晓东　孟　彦　孟红军　赵子云　赵庆华
赵海燕　胡　权　胡永召　胡欢欢　胡秀云
胡雪丽　南凤尾　柳国斌　柳忠全　闻海军
娄　静　姚沛雨　钱　莹　徐艳芬　高言歌
郭　辉　郭乃刚　黄　洋　黄亚丽　曹秋平
曹禄生　龚文江　章津铭　寇志雄　谢卫平
靳胜利　鲍玉晓　翟玉民　翟纪功

编撰办公室主任　韩建涛

编撰办公室副主任　王凯锋　庞　鑫　吴洪涛

本书编委会

主　编　靳胜利　王传海　李又耕　王凯锋

副主编　（按姓氏笔画排序）

弓意涵　杨玉刚　张亚乐　罗瑞娟

周翠梅　庞国胜

编　委　（按姓氏笔画排序）

山令顺　王瑞华　代珍珍　邢一凡

朱梦田　刘艳歌　孙二霞　李正斌

张　岩　张艳红　陈丹丹　范柳笛

庞勇杰　赵　冰　赵子云　秦爱娟

高言歌　程　飞

良工不废外治

——代前言

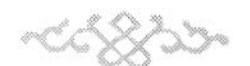

中医外治法是中医学重要的特色标志之一。在一定程度上讲，它既是中医疗法乃至中医学的起源，也是中医药特色的具体体现。中医外治法经历了原始社会的萌芽、先秦时期的奠基、汉唐时期的发展、宋明时期的丰富、清代的成熟以及当代的完善与发展。尤其是近年来，国家中医药管理局高度重视对中医外治法的发掘、整理与提升，并且将其作为中医医院管理及中医医院等级评审的考评指标之一，极大地推动了中医外治法在临床中的应用和推广。中医外治法与内治法殊途同归、异曲同工，不仅可助提临床疗效，而且可以补充内治法的诸多不足，故自古就有“良工不废外治”之说。因此，中医外治法越来越多地得到各级中医管理部门、各科临床一线医护人员的高度重视和青睐。

近年来，中医外治法的发掘、整理、临床应用研究虽然受到高度重视，但惜于这许许多多的传统与现代新研发的外治疗法散见于各个期刊、著作等文献之中，不便广之，尤其是对于信息手段滞后及欠发达地区的基层医务人员来说，搜集资料更加困难，导致临床治疗手段更是受到了极大的限制。为更好地将这些疗法推广于临床各科，更好地弘扬中医特色外治疗法，在上海高品医学激光科技开发有限公司、河南裕尔嘉实业有限公司的支持与帮助下，我们组织了全国在专科专病领域对外治法有一定研究的50余家中医医院的260余位临床专家编撰了这套《当代中医外治临床丛书》。本丛书以“彰显特色、简明扼要、突出实用、助提疗效”为宗旨，每册分为概论和临床应用两大部分。其中概论部分对该专病外治法理论基础、常用外治法的作用机制、提高外治临床疗效的思路与方法以及应用外治法的注意事项五个方面进行阐述；临床应用部分以病为纲，每病通过处方、用法、适应证、注意事项、出处、综合评按六栏对药物外治法、非药物外治法进行详细介绍。尤其是综合评按一栏，在对该病所选外治法进行综合总结分析的基础上，提出应用外治法的要点、心得体会、助提疗效的建议等，乃本书的一大亮点，为读者正确选用外治方法指迷导津，指向领航。本套丛书共分为内科、外科、妇科、儿科、五官科、皮肤科、男科、骨伤科、肛肠科、康复科十大类20个分册，总计约300万字。其中，书名冠以“××法”，实一方为一法。希望本套丛书的出版能为广大中医、西医、中西医结合临床工作者提供一套实用外治疗法参考书。

由于时间仓促，书中难免有不足之处，盼广大读者予以批评指正，以利再版时修订完善！

庞国明

2021年3月

编写说明

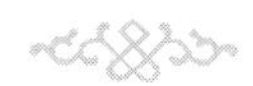

中医肛肠病学是中国传统医学伟大宝库中极为珍贵的一部分，是我国人民长期与肛肠疾病做斗争的智慧结晶。通过数千年的实践和发展，中医肛肠病学已形成了系统的理论体系和独特的医疗技术，不仅在历史上为中华民族的繁荣昌盛做出了贡献，而且至今仍然为我国的医疗保健事业发挥着重要作用。

中医外治法源远流长:《礼记》载有“头有疮则沐，身有疮则浴”的论述。清代的吴尚先在《理瀹骈文》中云“外治之理即内治之理，外治之药即内治之药，所异者法耳”，更提出“治则三法，上用嚏，中用填，下用坐”，“下用坐”即指用坐浴、熏洗等外治法治疗肛肠病。中医外治法在肛肠科中应用广泛，大体上包括药物外治法和非药物外治法。为了进一步发挥中医外治法在肛肠疾病中的应用，我们查阅了大量相关文献，并结合临床实践，编著了本书，以供广大肛肠科专业医师参考应用。

全书共分两章十八节。第一章为概论，分为四节，宏观上对中医肛肠外治法的发展历程、常用外治法、外治法作用机制，以及应用外治法的注意事项进行介绍。第二章重点介绍常见肛肠疾病的中医外治法。每种疾病都按照概述、药物外治法、非药物外治法、综合评按四部分进行编写。每个章节的内容我们都查阅了大量的文献，同时结合了自身的临床实践和科研成果，在取精存真、删繁就简的基础上，编成本书。本书以“新颖、简明、实用”为宗旨，发挥中医药“简、便、廉、验”的特点，力求文字精练，实用性强，博古纳新，结合现代新理论、新技术、新经验进行了深入的系统介绍。希望本书能够抛砖引玉，可以在今后看到更多更好的相关专著出版，让广大医务工作者和患者有所获益。

本书主要面向广大基层中医、西医、中西医结合医疗和护理工作者及医学院校师生，患者及其家属可以阅读了解，但不能擅自使用，需在专业医师指导下应用。

由于编者经验水平有限，疏漏之处在所难免，衷心希望广大读者批评指正。

编　者

2021 年 3 月

目 录

第一章◎概论

第一节　肛肠疾病外治法的发展历程　/ 2
第二节　肛肠疾病常用外治法　/ 5
第三节　外治法的作用机制　/ 6
第四节　应用外治法的注意事项　/ 12

第二章◎临床应用

第一节　混合痔　/ 16
第二节　肛瘘　/ 21
第三节　肛痈　/ 25
第四节　肛裂　/ 28
第五节　直肠脱垂　/ 34
第六节　结直肠肿瘤　/ 40
第七节　肛窦炎　/ 43
第八节　炎症性肠病　/ 49
第九节　便秘　/ 54
第十节　泄泻　/ 62
第十一节　肛门失禁　/ 68
第十二节　肠易激综合征　/ 71

第十三节　肛肠病术后并发症　/ 77
术后出血　/ 77
术后水肿　/ 79
术后疼痛　/ 83
术后尿潴留　/ 88
术后肛门坠胀　/ 92
第十四节　肛周皮肤病　/ 97
肛门湿疹　/ 97

第一章

概论

第一节　肛肠疾病外治法的发展历程

中医肛肠病学是中国传统医学宝库中极为重要的一部分，是我国人民长期与肛肠疾病做斗争的智慧结晶。通过数千年的实践和发展，中医肛肠病学已形成了系统的理论体系和独特的医疗技术，不仅在历史上为中华民族的繁荣昌盛做出了贡献，而且至今仍然在我国的医疗保健事业中发挥着重要作用。

一、春秋至唐

远在春秋战国时期，我国中医学家就提出了“痔”“瘘”的病名，后为西医学所沿用。痔、瘘病名的提出，首见于《山海经》，其后《淮南子》中有“鸡头已瘘”的记载。1973 年马王堆汉墓出土的《五十二病方》中载有“牡痔”“牝痔”“脉痔”“血痔”“巢者（肛门瘘管）”“人州出（脱肛）”等常见肛肠病病名及治疗方法，如“治‘牡痔’絜以小绳，剖以刀”的结扎切除法，治“牡痔”之有数巧，蛟白徒道出者方，先道（导）以滑下铤（探针）令血出……坐以熏下窍”的肛门探察术及熏治法。这些均是世界上最早记载的有关肛肠疾病的疗法。

《内经》中对肛肠解剖、生理、病理等有详细论述。如《灵枢·肠胃》记述了回肠（结肠）、广肠（直肠）的长度、大小、生理特性、功能。《素问·生气通天论篇》谓：“经脉横解，肠澼为痔。”首先提出痔是血管弛缓、扩张、血液淤积而形成的柔软静脉团，这与西医学的观点不谋而合。《灵枢·水胀》谓：“寒气客于肠外，与卫气相搏，气不得荣，因有所系，癖而内着，恶气乃起，息肉乃生。”这是最早提出肠道息肉的病名。《灵枢·刺节真邪》谓：“寒与热相搏，久留而内着……有所结，气归之，卫气留之，不得反，津液久留，合而为肠溜，久者数岁乃成，以手按之柔。已有所结，气归之，津液留之，邪气中之，凝结日以易甚，连以聚居，为昔瘤，以手按之坚。”这是关于肠道肿瘤的最早记载。《内经》还对便血、泄泻、肠澼、肛痈等肛肠疾病做了论述。

《神农本草经》首载脱肛病名。东汉张仲景在《伤寒论》中首次提出并创立了肛门纳栓和灌肠疗法。他发明的蜜煎导方，以食蜜炼后捻作挺，令头锐，大如指，长而寸许，冷后变硬，纳入谷道（肛门）中，这是治疗便秘最早的肛门栓剂。后又用土瓜根及大猪胆汁灌谷道中以通便，由此发明了灌肠术。

晋代皇甫谧的《针灸甲乙经》记述了用针灸治疗脱肛、痔、下痢等肛肠疾病的方法。首载了“凡痔与阴相通者，死”，这是对肛肠病合并阴道、尿道疾患的最早论述。隋代巢元方的《诸病源候论》将痢疾类型分为四十种，并对肠道病进行了较全面的记述。如脱肛后有“脱肛者，肛门脱出也，多因久痢后大肠虚冷所为”，“谷道、肛门、大肠之候也。大肠虚热，其气热结肛门，故令生疮”的论述。痔病诸候中，首次提出了将痔分为五种类型，分别是牡痔、牝痔、脉痔、肠痔、血痔，并提出了“痔久不瘥，变为瘘也”，“脓瘘候……是诸疮久不瘥成瘘”。后世“痔瘘”病名，即始于此。

二、宋至清

宋、元、明三代，我国肛肠病学已取得了很大发展。首先是宋代的《太平圣惠方》创造了将砒熔于黄蜡中，捻为条子，纳痔瘘疮窍中的枯痔钉疗法，并发展了痔的结扎术，载有“用蜘蛛丝，缠系痔鼠乳头，不觉自落”的治疗方法，这与西医学手术的治疗方法不谋而合。在诊断和分类方面，宋代也有较前代深入的认识，如《太平圣惠方》对肛瘘的病因病机及疾病的发展做了详细的论述：“夫痔瘘者，由诸痔毒气，结聚肛边，有疮或作鼠乳，或生结核穿穴之后，疮口不合，时有脓血，肠头肿痛，今久不差，故名瘘也。”南宋《疮疡经验全书》在五痔基础上进一步将痔分为二十五种，虽似过于繁复，但反映了作者对肛门疾患研究的细致和深入。如其提出的“子母痔”等观点，正确反映了痔核之间的关系，为后世所沿用。

明代徐春甫的《古今医统大全》首次提出并创立了肛瘘挂线术：“予患此疾一十七年，遍览群书，悉遵古治，治疗无功，几中砒毒，寝食忧惧。

后遇江右李春山，只用芫根煮线，挂破大肠，七十余日，方获全功。病间熟思，天启斯理。后用治数人，不拘数疮，上用草探一孔，引线系肠外，坠铅锤悬，取速效。药线日下，肠肌随长，僻处既补，水逐线流，未穿疮孔，鹅管内消。”这是首次记载用手术治疗肛瘘的书籍，西医学的高位复杂性肛瘘直接切除术后易引起肛门失禁等后遗症问题，而挂线法却无此弊，这一疗法充分反映了我国医学家的聪明才智。

明代陈实功的《外科正宗》较全面地总结了历代先贤的外科成就，对“痔”等肛肠病分别立篇论述，根据其病因病机提出了一套辨证论治、内外结合的系统的诊疗方案，其中一些方药沿用至今，对后世治疗肛肠疾病有着重要的指导作用。如说：“又有虚劳久嗽，痰火结肿肛内如粟者，破必成瘘，沥尽气血必亡。”这是对全身结核病并发瘘的具体描述。明代薛己所著《薛氏医案》中论述，气血虚弱同样可以引起肛肠疾患，“臀，膀胱经部分也，居小腹之后，此阴中之阴。其道远，其位僻，虽太阳多血，气运难及，血亦罕到，中年后尤虑此患（脏毒、痔、瘘）”。

清代祁坤的《外科大成》中首次对直肠癌有了详细的论述，“锁肛痔，肛门内外如竹节锁紧，形如海蜇，里急后重，便粪细而带扁，时流臭水，此无治法”。这与西医学肠癌的症状大有相似之处。清代《古今图书集成·医部全书》系统整理了历代文献，其所集治痔方法有内治、外治、枯痔、结扎、熏洗、熨贴、针灸、导引等10余种，所载内服方有242首，单验方317首，计559首，为研究工作提供了方便。而高文晋的《外科图说》中，绘制了多种肛肠科常用的手术器械，如弯刀、钩刀、柳叶刀、尖头剪、小烙铁、探肛筒、过肛针等，这些器械设计独特，精巧实用，至今仍被沿用。

三、新中国成立后

新中国成立以来，关于肛肠解剖及检查方法的理论进一步提升，为肛肠疾病外治疗法提供了更好的思路。

第二节　肛肠疾病常用外治法

中医外治法在肛肠科中应用广泛，包括药物外治法和非药物外治法。其中，药物外治法有熏洗法、敷药法、涂擦法、蒸汽法、插药法、坐浴法、浸洗法等。非药物外治法有针刺法、灸法、皮内针法、刮痧法、点刺放血法等。以下具体介绍几种常用的外治法。

一、熏洗法

【操作】以药物加水煮沸或散剂开水冲泡，先熏后洗，或用毛巾蘸药汁湿敷患处。如用红花、苦参、黄柏、地肤子、赤芍、石菖蒲等中药煎汤熏洗。

【适应证】血栓痔、炎性外痔、痔核脱出、嵌顿性内痔、肛裂、肛管炎、肛肠术后开放性创面、肛周湿疹。

【注意事项】防止温度过高烫伤皮肤。

二、敷药法

【操作】将药物或药膏敷于患处，一般于每天大便后先熏洗再敷药，常用的药物：黄油纱、马应龙痔疮膏、湿疹粉、湿疹膏。黄油纱多用于肛门疾病手术后开放性创面；马应龙痔疮膏多用于血栓外痔、炎性外痔、痔核脱出、嵌顿性内痔、肛裂、肛管炎；湿疹粉、湿疹膏多用于肛周湿疹。

【适应证】血栓性外痔、炎性外痔、痔核脱出、嵌顿性内痔、肛裂、肛管炎、肛肠术后开放性创面、肛周湿疹。

【注意事项】油膏或中药过敏者禁用。

三、按摩法

【操作】每天排便后坐浴时，取俯卧位，用厚且柔软的毛巾局部按摩肛门数分钟，持续 1~2 个月。

【适应证】血栓痔、痔核脱出、嵌顿性内痔、肛裂、肛肠病术后。

【注意事项】肛门局部急性炎症禁用。

四、灌肠法

【操作】将中药滴入直肠，每分钟 40 滴，每天 1 次，10 天为 1 个疗程，共治疗 3 个疗程。亦可用灌肠器将中药浓煎过滤灌入直肠内。

【适应证】便秘、结直肠炎、直肠出血等。

【注意事项】患者不耐受大量中药灌肠者，可以少量多次进行。

五、栓剂

【操作】将肛门洗净，把栓剂用食指（带消毒指套）塞入肛门内，根据栓剂的不同作用机制而对直肠黏膜起着不同的治疗作用。

【适应证】混合痔、各期内痔出血或术后、直肠炎、肛周炎。

【注意事项】肛门内塞栓剂后尽量 2 小时内不排便。

第三节　外治法的作用机制

中医外治法与内治法一样，均是以中医的整体观念和辨证论治思想为指导，运用各种不同的方法将药物施于皮肤、孔窍、腧穴等部位，以发挥其疏通经络、调和气血、解毒化瘀、扶正祛邪等作用，使失去平衡的脏腑阴阳得以重新调整和改善，从而促进机体功能的恢复，达到治病的目的。

正所谓“治虽在外，无殊治内也”。究其作用机制不外乎整体作用、局部作用二端。现就传统认识和有关现代研究综述结合，以便于临床应用研究的进一步开展，弘扬中医外治疗法，造福于广大患者。

一、整体作用及其机制研究

整体作用是指在某一特殊部位施以外治，通过药物的吸收或局部刺激所引起的整体药理效应或全身调节作用。因此，它又可分为直接作用和间接作用两种。

1. 直接作用

（1）传统认识：直接作用是指药物透过皮肤、孔窍、腧穴等部位直接吸收，进入血络经脉，输布全身，或通过局部刺激，直接作用于病变部位，以发挥其作用。如药物施于脐部，气味入血，通过血脉运行全身，可改变五脏六腑的病理状态。“则知由脐而入，无异入口中”。实践证明，这一疗法对多种疾病有肯定疗效，其在各科临床中的运用日趋受到重视。

（2）现代研究：随着中医现代化的发展，中医外治机制的现代研究也日益受到重视，并取得了一定的成绩。现从四个方面概述如下：

①药物吸收机制的研究：这一研究的开展对中药外治疗法，尤其是内病外治的研究提供了客观依据，对指导中药外治途径的选择和新型外治制剂的研制有着重要意义。

皮肤吸收：中医皮肤给药的特色在于经穴外敷。以脐疗为例，中医认识已如上述。而现代研究表明，脐部无皮下脂肪，表皮角质层较薄，脐下双侧有腹壁下动脉和静脉及丰富的毛细血管网，故药物易于穿透、弥散而被吸收。药物经皮肤吸收的途径主要有：第一，通过动脉通道、角质层转运（包括细胞内扩散、细胞间质扩散）和表皮深层转运而被吸收，药物可通过一种或多种途径进入血液循环。第二，水合作用：角质层的含水量为环境相对湿度的函数。中药外贴，“形附丽而不离”“气闭藏而不泄”，局部形成一种汗水难以蒸发扩散的密闭状态，使角质层含水量由5%~15%增加至50%。角质层经水合作用后，可膨胀成多孔状态，易于药物穿透。实践证明，药物的透皮速率可因此增加 4~5 倍。同时还能使皮温从 32℃增至 37℃，加速血液循环。第三，表面活性剂作用：如膏药中所含的铅皂是一种表面活性剂，可促进被动扩散的吸收，增加表皮类脂膜对药物的透过率。第四，芳香性药物的促进作用：在外治方药中，冰片、麝香、沉香、檀香、菖蒲、川椒、白芥子、姜、肉桂之类芳香药物，几乎方方皆有。现代用离体皮实验表明，芳香性药物敷于局部，可使皮质类固醇药物的透皮能力提高 8~10 倍。说明我们的先贤多以芳香类药物为主进行外治，是有其深刻道理的。

近年来，人们还将透皮吸收促进剂引进中药外治领域，使药物呈分子或亚分子状态均匀地分布于基质中，以利于迅速、均匀地透皮吸收进入血液循环。既促进了外用药物的吸收，又保持了血药浓度的稳定。这些都对今后外治制剂的改革有重要启迪。

灌肠吸收：现代医学对大肠的生理和肠道给药的吸收、转运过程已有较明确认识。正常人大肠吸收液体的能力为每日 4~6L，在病理状态下仍然很强，直肠给药的吸收有两个途径：第一是通过直肠静脉经门静脉进入肝脏，然后进入大循环；第二是通过中直肠和下直肠静脉进入下腔静脉，绕过肝脏而直接进入大循环。药物注入结肠时，其吸收途径是有上直肠静脉和结肠静脉。其特点一是减少药物在肝脏中发生化学变化，能较好地保持药物效力的完整性。二是吸收快、奏效速。研究表明，大肠给药的吸收速度较口服为快，其黏膜吸收在用药之后立即开始。

鼻腔吸收：无论是取嚏法、喷鼻法，还是滴药法、塞药法、闻药法等都是通过鼻黏膜的吸收途径而起到治疗作用的。国外研究表明，鼻黏膜有反射作用，当刺激有关部位时，可产生生理和治疗效应。鼻黏膜表面积约为 $150cm^2$，其上分布有丰富的血管，鼻黏膜上的纤毛可增加药物吸收的有效面积。因此，鼻腔用药对某些病症有较好疗效。

口腔吸收：口腔黏膜血管丰富，口腔给药可使药物在口中含化溶解经黏膜表面扩散，通过毛细血管吸收进入血液，因口腔黏膜对某些药物吸收较快，有时仅次于静脉注射及雾化吸入。如中药麝香酮舌下含化、速效救心丸舌下含化等，通常均在几分钟内即可缓解心绞痛。

肺部吸收：肺部对药物的吸收，主要是通过吸入气雾剂实现的。当药物雾化成粒径为0.5~1μm的颗粒，经口腔喷入可直达肺泡囊，不但能迅速起局部作用，也可被很快吸收而起全身作用，其吸收速度，甚至不亚于静脉滴注法。

以上研究，几乎完全充实了中药外治“切于皮肤，御于内理，摄于吸气，融于渗液”的理论。表明施用外治药物能迅速经皮肤、黏膜等处的渗透扩散，吸收入血的可靠性，也为今后开展中药外治的研究提供了重要依据。

②药物作用机制的研究：中药外治法之所以能够防治疾病，是因为它有与内治法同样的作用机制，从目前的研究概况看，中药外治法除有因药物直接进入血液循环系统发挥其本身的药理作用外，还有调整各系统组织器官功能和机体免疫功能等作用。

提高机体免疫功能：这一作用机制已被各地临床应用和实验研究所揭示，如20世纪70年代上海市传染病总院用甜瓜蒂末喷鼻治疗病毒性肝炎，发现用药后能提高机体细胞免疫功能，淋巴细胞转化率和淋巴细胞绝对值均有明显增高，从而起到退黄和改善肝功能的作用。中国中医研究院在古方的基础上研制出“冬病夏治哮喘膏”，其治疗喘息型支气管炎、支气管哮喘效果良好，被各地广泛采用。从文献资料看，此类中药贴敷于体表腧穴，可增强机体细胞免疫和体液免疫，提高机体抗感染、抗过敏的能力。关于艾灸的实验研究更加明确了这一功能。研究发现，施灸后可使免疫体大量产生溶血素、凝集素、沉降素，显著增加白细胞数量，提高白细胞的吞噬能力，增强机体免疫力和对各种疾病的抵抗能力。其他如脐疗、灌肠、中药离子导入等方法对机体免疫功能均有一定调节作用。由此可见，中药外治法提高机体免疫功能的途径是多方面的，但主要是通过不同程度地增强网状内皮系统功能活动，增加体内各种特异性抗体及非特异性抗体等作用而实现的。

对血液系统的调整作用：这项研究以灸法和磁疗为多，灸法可使白细胞、红细胞数量显著增加，甚至成倍增加；使血沉速度下降，如灸前约为每小时50mm者，灸后可降至15mm或更低。这一指标的改善与艾灸对风湿性关节炎、类风湿性关节炎、结核病等血沉升高性疾病的临床疗效是一致的。艾灸还可使血液凝固时间缩短，增加止血作用，故灸法对痔疮出血、鼻衄、子宫出血、眼底出血等出血性疾患，常获良效。熏蒸、热浴、熨敷等方法有物理温热刺激作用，也可扩张局部毛细血管，加速血液循环，对血液成分起到调整作用。

对神经、体液及内分泌的影响：前面所述的“冬病夏治哮喘膏”，之所以对各种哮喘有效，是和贴敷法能提高丘脑 – 垂体 – 肾上腺皮质系统的内分泌功能分不开的。灸法对神经具有兴奋和抑制的双向调节作用，可使功能低下、衰弱或麻痹的神经得以兴奋，或使由于过敏而引起疼痛、痉挛的神经得以镇静。所以灸法不仅对神经痛、头痛、胃痉挛等病症有良效，而且对神经麻痹、半身不遂也有效。此外，压迫耳穴可使胆汁分泌增加、促进胆管平滑肌收缩有利于结石的排出等。以上这些，仅是近年来对部分中药外治法作用机制的研究，而更多的关于中药外治法的作用机制还有待进一步深入研究探讨。

③针灸作用机制的研究：其主要在于调节人体阴阳与疏通经络，通过促进人体内阴阳平衡，从而对疾病进行有效的消除与预防。现代大量的医学实践，也逐渐证明了针灸对人体内器官组织的恢复具有明显的积极作用，尤其是对症状较为严重的患者来说，其促进作用更加明显。同时，由于针灸对阴阳具有双向调节意义，因此针灸在对人体进行调节与治疗的过程中，也具有双向性意义。具体体现在，其既能对疾病进行调节，又能对相关器官组织起到恢复作用，从而促进人体功能的良性运转。

④推拿作用机制的研究：推拿的作用经外周神经传入脊髓，作用于脊髓，包括大脑皮层、丘脑等，经中枢水平的整合，产生下行性调整作用，从而产生各种治疗作用。近年来，通过对颈椎病、腰椎间盘突出症、肩周炎、脑血管梗死患者推拿前后血液流变学的观察，证实了推拿手法有改善血液流变学的作用。

2. 间接作用

间接作用是指药物对局部的刺激，或直接应用局部刺激，通过经络系统的调节而起到纠正脏腑阴阳气血的偏盛偏衰、补虚泻实、扶正祛邪等作用以治疗疾病。它首先表现在药物施于体表、腧穴、孔窍等，对局部产生一定的刺激，可通过经络将这一刺激信息传入内脏或至病所，发挥调节或治疗效应。其次是促进药物直接治疗作用的发挥。这是因为中药外治除了施药外，还有辅助的温热刺激、化学刺激和机械物理刺激等，以加速血液循环，促进药物的渗透、吸收和传播，而增强全身效应。如吴师机治疗阴寒证，除用炮姜、附子、肉桂、麝香、吴茱萸末等包裹放入脐内，上盖生姜片、葱根外，另用熨斗熨之或烙铁烙之。吴氏认为这是“逼药气入肚”。现代所用的中药电离子导入法、中药透皮法、中药电热熨法等，其中熨之、烙之、电导、温熥、透皮等，无不属间接作用的具体运用。实践证明：这一间接作用的运用，对提高临床疗效大有裨益。

此外，药物对体表某一部位的刺激，还可通过反馈原理将刺激信息传入体内相应的部位，从而起到生理或治疗效应。如耳压对耳穴的机械刺激可通过末梢神经传入大脑皮层的相应区域，从而抑制或减弱原有的病理兴奋灶，使大脑皮层的兴奋与抑制趋于平衡，以获得疾病的痊愈或好转。

此外，从某种意义上讲，中药外治，特别是外敷于腧穴、病变局部（针灸称阿是穴）的中药，可通过经穴—内脏相关的途径，作用于体内的各个系统而起到多系统、多器官、多途径、多环节的调整作用，这也包含间接作用在内。

二、局部作用及其机制研究

局部作用是指药物或局部刺激对病变局部的治疗作用而言。如疗、疮、疖、痈外敷如意金黄膏以清热解毒、消痈散结；跌打损伤外敷云南白药以活血通络、消肿止痛；中药保留灌肠治疗结肠炎、直肠溃疡等，均是药物对病灶局部作用的体现。中药外治局部作用的现代研究，主要有以下几个方面。①采用各种不同方法，对外治中药进行药理分析，以指导临床治疗。如研究证实，黄连、黄柏、黄芩、金银花、连翘等中药均有抗菌、抗病毒的化学成分，因而，对局部有良好的抗感染作用。而蛇床子、射干、菖蒲、木通、知母、山柰等对皮肤真菌有杀灭或抑制作用，被广泛运用于头癣、甲癣等病症的外治中。②对外敷药祛腐生肌作用的研究发现，“生肌”作用对伤口修复过程的影响主要有三个方面：第一，促进细胞的增生分化与肉芽组织的增长速度，在一定程度上可加快伤口的愈合速度。第二，促进巨噬细胞的游出，据观察肉芽组织切片所见，外用中药组内含较多的巨噬细胞，明显区别于对照组（外敷双层灭菌凡士林纱条组）。伤口内的巨噬细胞，除具有吞噬细菌、异物和坏死组织碎片，提高局部的抗感染能力外，还能分泌促成纤维细胞增殖的物质，并有调节胶原代谢的作用，对伤口愈合有重要意义。外用生肌药物能减少瘢痕形成，其防止瘢痕形成的机制与促进巨噬细胞游出有一定关系。第三，改善创面血液循环，增加局部血氧供给，加速创面新陈代谢，促进创面愈合。③通过对烧伤外敷中药所含鞣质的毒性实验研究发现：缩合型鞣质毒性低，对肝脏没有或仅有轻度损害，水解型鞣质毒性高，对肝脏有严重损害。此研究为大面积烧伤的早期创面治疗，提供了合理选用收敛结痂中药的理论根据。

目前对中医外治疗法作用机制的认识，已有一个良好的开端，为应用、研究中医外治法的开展提供了一定的客观依据，但无论是中医还是西医对此的认识，均不够全面和系统，尚有待于深入探讨和进一步提高。

第四节　应用外治法的注意事项

中医外治，方法众多，适应证广，选法择药恰当与否，直接影响临床的疗效。现将其临床运用注意事项分述如下。

一、辨证论治

中医外治疗法是中医学的重要组成部分，它与内治疗法一样，必须坚持以中医理论为指导，严格遵循辨证论治的原则。吴师机曾特别强调，中药外治要“先辨证，次论治，次用药”，并明确指出辨证有五：“一审阴阳、二察四时五行、三求病机、四度病情、五辨病形，精于五者，方可辨证分明。”辨证是论治的前提和依据，也只有明确病变的阴阳、表里、虚实、寒热等属性，抓住疾病本质，把握病证的标本、轻重、缓急，才能正确施治，达到预期效果。例如鼻塞流脓涕，辨证属表热者，可选用鲜薄荷叶捣烂成团，揉擦迎香、合谷以疏散风热。只有如此辨证论治才能使外治疗法有据可依，有法可循，更好地发挥治疗作用。如果虚实不明，寒热不辨，表里混淆，阴阳不分，不但难以奏效，而且还可能导致病情恶化。

二、选择给药途径，确定治疗方法

给药途径和施药方法的选择，是运用中药外治疗法的又一重要环节。临床上可参考以下几点。

1. 根据藏象学说，选取窍道给药途径：常用的方法有塞肛、灌肠等。

2. 根据病证特点，选择全身或局部给药途径：外科疾患，当其局限于体表某一部位时，可选择局部给药途径，使药物直达病所，奏效迅捷。如治疗疮、疖、疔、毒，可选取如意金黄膏外敷，以清热解毒、消肿散结。

3. 根据病情需要，可联合应用多种外治方法：如抢救高热昏迷患者，既可用开关散嗃鼻取嚏，同时又可配合安宫牛黄丸鼻饲以助其清心开窍之力。再如治疗疮疡疾患，一般宜先用淋洗疮口法，再加以掺药法，而后结合油膏外敷法。如此数法并施，则作用明显增强，治疗效果亦随之提高。

三、外治剂型的选择

外治中药剂型繁多，除传统的丸、散、膏、丹等外，近年来又开发出栓剂、灌肠剂、膜剂、乳剂、熨剂、注射剂等。各类剂型由于制作方法不同，作用特点各异，因而临床使用时必须合理选用，以充分发挥其疗效。

四、三因制宜

中医学“天人相应”的自然辩证观，说明了大自然的千变万化、寒暑交替，时刻都影响着人体的生理与病理，而人体本身又有禀赋、体质、年龄、性别的不同，以及生活习惯和环境等差异，因而运用外治疗法，就必须注意到自然因素和人的因素，即所谓因人、因时、因地制宜。也就是不但要区别长幼、男女、体质强弱，而且还要结合季节、气候，地域的不同，以选择最佳外治方法。

第二章

临床应用

第一节　混合痔

痔是内痔、外痔、混合痔的合称，临床以混合痔多见，是人体直肠末端黏膜下和肛管皮肤下静脉丛发生扩张和屈曲所形成的柔软静脉团。痔是一种常见的肛肠疾病，又名痔疮、痔核、痔病、痔疾等。

1. 临床诊断

混合痔是内痔和相应部位的外痔血管丛的相互融合。临床主要依靠症状、体征进行诊断，要点如下。

（1）症状：出血、脱出，可并发血栓、嵌顿、绞窄及排便困难；肛门部软组织团块，有肛门不适、潮湿瘙痒或异物感，如发生血栓及炎症可有疼痛。

（2）体征

①肛门视诊：有无内痔脱出，肛周有无静脉曲张性外痔、血栓性外痔及皮赘。必要时可行蹲位检查，观察脱出内痔的部位、大小和有无出血及痔黏膜有无充血水肿、糜烂和溃疡。

②肛管直肠指诊：Ⅰ、Ⅱ度内痔指检时多无异常；对反复脱出的Ⅲ、Ⅳ度内痔，指检有时可触及齿状线上的纤维化痔组织。肛管直肠指诊可以排除肛门直肠肿瘤和其他疾病。

③肛门直肠镜：可以明确内痔的部位、大小、数目和内痔表面黏膜有无出血、水肿、糜烂等。

2. 中医分型

（1）风伤肠络型：大便带血，滴血或喷射状出血，血色鲜红，大便秘结或有肛门瘙痒。舌质红，苔薄黄，脉数。

（2）湿热下注型：便血色鲜、量较多，肛内肿物外脱，可自行回纳，肛门灼热，重坠不适。苔黄腻，脉弦数。

（3）气滞血瘀型：肛内肿物脱出，甚或嵌顿，肛管紧缩，坠胀疼痛，甚则内有血栓形成，肛缘水肿，触痛明显。舌质红，苔白，脉弦细涩。

（4）脾虚气陷型：肛门松弛，内痔脱出不能自行回纳，需用手法还纳。便血色鲜或淡，伴头晕、气短、面色少华、神疲自汗、纳少、便溏等。舌淡，苔薄白，脉细弱。

一、药物外治法

（一）熏洗法

处方 001

地瓜藤根 30g，苍耳草 30g，千里光 30g，独角莲 6g。

【用法】上方加水 1000ml，煎至 200ml，先熏后洗（温度适宜后洗肛门）。每天 1 次，每次 20 分钟。

【适应证】痔疮淤血、水肿、疼痛属湿热下注型。

【注意事项】熏洗时注意温度不要过高，防止烫伤。

【出处】刘光瑞.《中国民间草药方选》四川科学技术出版社.

处方 002

荆芥、莲房、桑寄生、芒硝各 30g，鳖甲 24g，五倍子 9g。

【用法】上方加水 1000ml，煎至 200ml，先熏后洗（温度适宜后洗肛门）。每天 1 次，每次 20 分钟。

【适应证】内痔出血属风伤肠络型。

【出处】《中医杂志》1989，6（9）：374.

处方 003

马齿苋 30g，米醋适量。

【用法】上药和米醋煎沸，以药汤的蒸汽熏肛门，每天 1 次，每次 30 分钟，3 天为 1 个疗程。

【适应证】痔疮出血属气滞血瘀型。

【注意事项】蒸汽温度应由低向高逐渐升高，使患者得以适应。蒸疗时可根据个人的耐受程度调节温度。

【出处】许飞鹏.《民间中草药验方选》福建科学技术出版社.

（二）敷药法

处方 004

天花粉 500g，姜黄 250g，白芷 250g，苍术 100g，南星 100g，甘草 100g，大黄 250g。

【用法】上药研末，红肿、烦热、疼痛者，用清茶调敷；漫肿无头者，用醋或葱酒调敷，或用植物油或蜂蜜调敷，每天数次。

【适应证】湿热下注型外痔。

【注意事项】小儿皮肤娇嫩，用药时间不宜过长；要加强护理，防止小儿将所敷药物抓脱；有过敏反应者应及时处理。

【出处】曹吉勋 .《中国痔瘘学》四川科学技术出版社 .

处方 005

田螺 3 个，地龙 20g，芙蓉叶 12g，石菖蒲 3g。

【用法】将上药研细末，调拌蜂蜜或鸡蛋清，外敷患处。每天 1 次，3 天为 1 个疗程。

【适应证】气滞血瘀型外痔。

【注意事项】中药过敏者禁用。

【出处】刘光瑞 .《中国民间草药方选》四川科学技术出版社 .

处方 006

痔疮膏：麝香 2g，牛黄 2g，龙脑 5g，珍珠 2g，炉甘石 10g，羊毛脂 100g。

【用法】上药均研极细末，与油性基质混合，制成油膏后密封备用。用时外敷肛门，每天 2 次，10 天为 1 个疗程。

【适应证】外痔发炎属湿热下注型。

【注意事项】中药过敏者禁用。

【出处】《中医杂志》1984，25（9）：52.

（三）擦洗法

处方 007

五倍子叶 60g，桑树根 30g，鸡冠花 12g，猪胆汁 1 个。

【用法】上方用水 1000ml，煎至 200ml，待药液温度适宜后，擦洗患处。每天 2 次，10 次为 1 个疗程。

【适应证】湿热下注型内痔。

【注意事项】中药过敏者禁用。

【出处】刘光瑞.《中国民间草药方选》四川科学技术出版社.

（四）塞药法

处方 008

消痔膏：五倍子、黄柏各 50g，三分三浸膏 30g，冰片 2g，液状石蜡 20ml，凡士林油 1800g。

【用法】将上药做成栓剂，直接纳入肛门内。每天 2 次，每次 30 分钟，5 天为 1 个疗程。

【适应证】各型痔疮。

【注意事项】中药过敏者禁用。

【出处】庞国明.《当代中药外治临床大全》中国中医药出版社.

（五）坐浴法

处方 009

无花果树叶 50g。

【用法】上药加水 1000ml，煎至 500ml，待温度适宜、皮肤可耐受时，坐浴患处。每天 2 次，7 天为 1 个疗程。

【适应证】各型痔疮。

【注意事项】中药过敏者禁用。

【出处】《浙江中医杂志》1989，24（10）：477.

处方 010

生杉树根 1 斤。

【用法】上药加水 3 斤，煎至 2 斤左右，将药水倒入盆内，待水温降至 40℃左右时坐浴。每天 2~3 次，每次 10 分钟。

【适应证】各型外痔和混合痔。

【注意事项】水温不宜过高、时间不宜过长，避免烫伤。

【出处】《新中医》1984，(7)：23.

二、非药物外治法

(一)针刺法

处方 011

攒竹、燕口、龈交、长强、承山。

【操作】针刺上述穴位，以局部出现酸、胀、重感为度。2 天 1 次，10 次为 1 个疗程。

【适应证】各型痔疮出血、脱出、肿痛、下坠。

【注意事项】过于疲劳、精神高度紧张、饥饿者不宜针刺；年老体弱者针刺应尽量采取卧位，取穴宜少，手法宜轻。

【出处】陆金根 .《中西医结合肛肠病学》中国中医药出版社 .

(二)穴位挑治法

处方 012

肾俞、大肠俞、长强。

【操作】患者取侧卧位，穴位局部用碘酒消毒后，用三棱针或手术刀片挑刺，刀口与脊椎平行，长约 0.5cm，挑治的深度为 0.2~0.3cm，如患者能接受，最好把纤维挑起弹几下再挑断，以加强刺激。最后用碘酒消毒，外盖胶布。每个患者约需 15 分钟，效果差者，可在 1 周后再挑治 1 次。

【适应证】初期内痔，血栓性外痔疼痛。

【注意事项】皮肤感染、溃疡、瘢痕和肿瘤部位不予使用。

【出处】韩宝，张燕生 .《中国肛肠病诊疗学》北京大学医学出版社 .

(三)耳穴压豆法

处方 013

耳穴：肾、皮质下、神门、膀胱、三焦、尿道。

【操作】术者一手持患者耳轮后上方，局部皮肤消毒后，将王不留行籽用胶布贴于所选穴位上，用拇、食指腹按压 1~3 分钟，有酸、胀、痛感为得气，每穴轮流按压 10 次，每穴每次 1~3 分钟，每 1~4 小时按压 1 次。

【适应证】内痔嵌顿引起的疼痛。

【出处】庞国明.《当代中药外治临床大全》中国中医药出版社.

综合评按：痔疮是一种常见的肛肠科疾病，民间有“十人九痔”之说，手术治疗具有一定的创伤和痛苦，不易为患者所接受，而中医外治法均采用局部治疗，可使药物直达病所，使用方便，有收敛止血、消肿止痛的功效，具备简、便、效、廉和副作用少的优点。熏洗法、敷药法、坐浴法，对外痔均有良效；擦洗法多用于内痔；坐浴法适用于各种痔疮。痔疮常伴有出血，此时可选用蒸汽疗法，运用清热收敛止血的药物，可达到收敛固涩、凉血止血的功效。治疗期间，忌服辛辣刺激之品，多食半流质及粗纤维食物，保持大便通畅。

综上所述，痔疮的外治方法非常多，临床上还需要不断地加以对比、总结、研究和完善。

第二节　肛瘘

肛瘘又称为肛门直肠瘘，是指肛管或直肠与肛门周围邻近组织因病理性原因所形成的通道，多继发于肛门和直肠周围脓肿。以反复肛旁流脓、疼痛、瘙痒为临床特征。中医学称为“肛漏”。

1. 临床诊断

肛瘘是肛周皮肤与直肠肛管之间的慢性、病理性管道，常于肛门直肠周围脓肿破溃或切开引流后形成，主要与肛腺感染有关。临床主要依靠症状、专科检查及辅助检查，主要有以下几点。

（1）症状：局部反复流脓、疼痛，肛门硬结、瘙痒。

（2）局部检查：视诊可见外口形态、位置和分泌物。浅部肛瘘于肛门周围可触及索状物及其行径。直肠指诊可触及内口、凹陷及结节。

（3）辅助检查：探针检查、肛门直肠镜检查、瘘管造影、直肠腔内超声、CT 检查或磁共振检查，可辅助诊断。

2. 中医分型

（1）湿热下注型：肛周有溃口，按之有索状物通向肛内，经常溢脓，脓质稠厚，色白或黄，局部红、肿、热、痛明显，伴纳呆，大便不爽，小便短赤，形体困重。舌红苔黄腻，脉滑数。

（2）正虚邪恋型：肛周瘘口经常流脓，脓质稀薄，肛门隐隐作痛，外口皮色暗淡，时溃时愈，按之较硬，多有索状物通向肛内，可伴有神疲乏力，面色无华，气短懒言。舌淡苔薄，脉濡。

（3）阴液亏虚型：瘘管外口凹陷，周围皮肤颜色晦暗，按之有索状物通向肛内，脓水清稀，可伴有潮热盗汗，心烦不寐，口渴，食欲不振。舌红少津、少苔或无苔，脉细数无力。

一、药物外治法

（一）熏洗法

处方 014

苦参 20g，五倍子 20g，当归 20g，丹参 15g，芒硝（研末，兑入）15g，炉甘石 20g，硼砂 5g，冰片 5g。

【用法】上药加水煎至 500ml，保持温度约为 40℃，先熏后洗，每天 2 次。

【适应证】湿热下注型肛瘘术后。

【注意事项】熏洗温度不宜过高，以免烫伤。

【出处】《中西医结合研究》2019，11（6）：3.

处方 015

延胡索 32g，三七 22g，草乌 12g，芒硝（研末，兑入）28g，黄柏 18g，川乌 16g。

【用法】水煎至 500ml 后趁热熏洗。患者创面应距离药液 10cm 左右，直至温度降低后，蘸药液擦拭局部，熏洗时间控制在 20~30 分钟。

【适应证】正虚邪恋型肛瘘。

【出处】《中西医结合心血管病电子杂志》2019，7（36）：182.

处方 016

止痛如神汤：秦艽、桃仁、皂角刺各 15g，乳香 12g，没药 12g，泽泻 12g，当归、黄柏、槟榔、苍术、防风、大黄各 10g，芒硝 10g，明矾 10g，冰片 6g。

【用法】除芒硝、明矾、冰片外，余药加水煎取 400ml。然后将芒硝、明矾、冰片研碎，加入煎好的药液中。熏洗坐浴，时长为 15 分钟。

【注意事项】熏洗温度不宜过高，以免烫伤。

【出处】《云南中医中药》2019，18（1）：127.

【适应证】湿热下注型肛瘘术后。

处方 017

五倍子汤：鱼腥草 30g，五倍子 30g，地榆 30g，莲房 30g，芒硝（研末，兑入）15g，苦参 30g，蒲公英 30g，荆芥 30g，黄柏 30g。

【用法】将药物加水煎煮至 2500ml，用药液蒸汽蒸熏患处，待温度下降至 38~40℃后，让患者坐浴，每天 1 次。

【适应证】湿热下注型肛瘘术后。

【出处】《中国中医药现代远程教育》2019，17（19）：77–78.

（二）坐浴法

处方 018

中药坐浴 1 号方：黄连 6g，鱼腥草 15g，野菊花 10g，白头翁 20g，徐长卿 10g，生大黄 3g，蒲公英 15g，黄柏 6g，苦参 10g，苍术 10g，地榆炭 10g，制川乌头 6g，制草乌头 6g。

【用法】每天早、晚换药前，以中药坐浴方 40℃坐浴 5~10 分钟（术后 5~7 天）。

【适应证】肛瘘术后早期湿热下注型。

【出处】《河北中医》2016，38（10）：1489.

处方 019

中药坐浴 2 号方：鱼腥草 15g，黄连 6g，黄柏 6g，苦参 10g，野菊花

10g，白头翁 20g，徐长卿 10g，制乳香 12g，白蔹 10g，五倍子 3g，赤芍 10g，紫草 10g，制没药 12g。

【用法】每天早、晚换药前，以中药坐浴方 40℃坐浴 5~10 分钟（术后 7 天以后）。

【适应证】肛瘘术后肉芽增殖生长阶段正虚邪恋型。

【出处】《河北中医》2016，38（10）：1489.

（三）敷药法

处方 020

当白生肌膏：当归 200g，白芷 200g，生甘草 200g，紫草 200g，红花 120g，血竭 60g。

【用法】以香油 3800ml 为溶剂，取适量黄蜡为塑型剂，将上药制成药膏。用时取适量药膏敷于创面。

【适应证】肛瘘术后，促进创面愈合。

【出处】《新疆中医药》2019，37（5）：92.

处方 021

黄连油膏：黄连 30g，当归尾 15g，黄柏 30g，大黄 30g，生地 30g，姜黄 30g。

【用法】置麻油 500ml 内浸泡 3 天，文火熬制滤渣，溶入冰片 15g，以白凡士林为基质收膏。取适量药膏敷于纱布上，连续换药 14 天。

【适应证】湿热下注型肛瘘术后。

【出处】《河北中医》2016，38（10）：1489.

二、非药物外治法

挂线疗法

处方 022

7 号医用丝线。

【操作】用银质球头探针导引，将 7 号医用丝线 10 股引至瘘管病灶中，丝线两端打结，使之呈圆环状。放置在瘘管内的整条丝线，应保持松弛状态。掺祛腐药物于拖线上，转动拖线将药物导引至瘘管腔内，消溶管壁，煨脓长肉。

【**适应证**】正虚邪恋、阴液亏虚型复杂性肛瘘脓腔较多、位置较深者。

【**出处**】《山东医药》2015，36（9）：1222.

综合评按：应用中医外治法治疗肛瘘已逐渐形成完整体系，古代医家针对不同证型、不同时期之肛瘘，在内服中药的同时，还应用外科治疗方法，或外敷，或熏洗，或挂线。肛瘘通常为湿热毒火，下注于肛门而成，运用清热解毒、祛腐生肌的外用药物，可达到满意的治疗效果。特别是挂线法、敷药法、熏洗法，在长期的临床观察中证明了其疗效确切，并已得到西医学的认可及应用。

第三节　肛痈

肛痈的发生绝大部分与肛隐窝炎有关，其临床特点是发病急骤、肛周剧痛，伴全身高热，酿脓破溃后易形成瘘管。相当于西医学的肛管直肠周围脓肿。由于其发生的部位不同，可有不同的名称，如生于肛门旁皮下者，名肛门旁皮下脓肿；生于坐骨直肠窝者，名坐骨直肠窝脓肿；生于骨盆直肠窝者，名骨盆直肠窝脓肿；生于直肠后间隙者，名直肠后间隙脓肿。

1. 临床诊断

（1）肛门烧灼痛或跳痛，排便或行走时加重，少数患者伴有排尿困难。

（2）可伴有发冷、发热等全身不适症状。

（3）肛周超声检查可测及脓腔。

（4）白细胞及中性粒细胞计数可有不同程度的增多。

（5）肛门周围有硬结或肿块，局部温度增高、压痛或有波动感。

（6）必要时辅助直肠腔内超声检查、CT或磁共振（MRI）检查发现病灶可以确诊。

2. 中医分型

（1）火毒蕴结型：肛门周围突然肿痛，持续加剧，触痛明显，质硬，表面灼热，伴有恶寒、发热、便秘、溲赤。舌红，苔薄黄，脉数。

（2）热毒炽盛型：肛门肿痛剧烈，可持续数日，痛如鸡啄，夜寐不安，按之有波动感或穿刺有脓，伴有恶寒发热，口干便秘，小便困难。舌红，苔黄，脉弦滑。

（3）阴虚毒恋型：肛门肿痛、灼热，表皮色红，溃后难敛，伴午后潮热，心烦口干，夜间盗汗。舌红，少苔，脉细数。

一、药物外治法

（一）敷药法

处方 023

金黄膏或黄柏膏。

【用法】取上药适量外敷。

【适应证】肛痈初期火毒蕴结型。

【注意事项】成脓期勿用。

【出处】李曰庆.《中医外科学》上海科学技术出版社.

（二）塞药法

处方 024

乳没生肌膏：乳没生肌膏是在《外科正宗》生肌玉红膏的基础上，去轻粉、血竭，加乳香 10g，没药 10g，大黄 8g 制成。

【用法】在肛周脓肿切开引流的基础上，应用乳没生肌膏纱条填塞换药。

【适应证】肛痈手术切开引流后，脓液分泌物较多者。

【注意事项】不适用于肛痈早期。

【出处】李曰庆.《中医外科学》上海科学技术出版社.

（三）灌肠法

处方 025

金黄散。

【用法】将金黄散 30g，用藕粉（无糖）少许调成薄糊状约 40ml，保留灌肠。

【适应证】热毒炽盛、火毒蕴结型肛痈且位置深隐者。

【出处】《上海中医药杂志》2005，39（3）：8.

（四）熏洗法

处方 026

黄柏 50g，苦参 10g，地榆 30g，红花 20g，冰片 3g，儿茶 10g。

【用法】上药加水煎 25 分钟，取汁 600ml 备用。将 300ml 药液冲入沸水 3000ml 中，于患处先熏后洗，再坐浴 15 分钟。早晚各 1 次，7 天为 1 个疗程，连续 3 个疗程。

【适应证】肛痈初期火毒蕴结型。

【注意事项】勿用于中晚期肛痈。

【出处】《光明中医》2008，（6）：776–777.

二、非药物外治法

切开排脓法

处方 027

【操作】脓既已成，必当验其生熟、浅深、上下而针之。所谓有脓即当针，脓孔宜顺下。

【适应证】肛痈成脓期热毒炽盛型。

【注意事项】勿用于肛痈早期。

【出处】《外科正宗》。

综合评按： 中医外治法在肛痈的初期及术后生肌收口的过程中疗效突出，初起实证用金黄膏、黄柏膏外敷，位置深隐者，可用金黄散调成糊状灌肠，虚证用冲和膏或阳和解凝膏外敷；成脓后，宜早期手术切开引流。日久成瘘者，按肛漏处理。因肛痈成脓期疼痛剧烈，需立即行排脓引流术，术后结合中医外治法；也可在内服中药的同时，运用外科治疗方法。临床应中西医结合，根据病情选择合适的外治疗法。

第四节　肛裂

肛裂是指发生在齿线以下的肛管皮肤全层裂开性溃疡。以局部皮肤溃疡、肛乳头肥大、皮赘增生（哨兵痔）为三大特征，加上继发肛窦炎和潜行瘘，此为肛裂的五大特征。主要表现为大便时肛门疼痛且有疼痛间歇期，可伴有大便鲜血，直观肛管皮肤裂伤可确诊。根据病程可分为急性（早期）和慢性（陈旧性）两类。

1. 临床诊断

Ⅰ期肛裂：肛管的皮肤浅表纵裂，创缘整齐，基底新鲜、色红，有明显触痛，创面富于弹性。

Ⅱ期肛裂：有肛裂反复发作病史。创缘不规则、增厚、弹性较差，溃疡呈紫红色或有脓性分泌物。

Ⅲ期肛裂：溃疡边缘质地较硬，基底部呈紫红色，有脓性分泌物。伴有肛乳头肥大、哨兵痔或皮下瘘管。

2. 中医分型

（1）血热肠燥型：大便三日一行，质干硬，便时滴血或手纸染血，肛门疼痛，裂口色红，伴腹部胀满，溲黄。舌质偏红，苔黄燥，脉弦数。

（2）阴虚津亏型：大便干燥数日一行，便时疼痛点滴下血，裂口深红，伴口干咽燥，五心烦热。舌红，少苔或无苔，脉细数。

（3）气滞血瘀型：肛门刺痛，便时、便后尤甚，肛门紧缩、裂口色紫暗。舌质紫暗，脉弦或涩。

一、药物外治法

（一）熏洗法

处方 028

苦参 60g，菊花 60g，蛇床子 30g，金银花 30g，白芷 15g，黄柏 15g，地肤子 15g。

【用法】上药煎取汁 250ml 加 2L 水坐浴，熏洗肛门，每次 30 分钟，每天 2 次。

【适应证】血热肠燥型肛裂。

【注意事项】熏洗时注意温度不要过高，防止烫伤。

【出处】《当代医药论丛》2019，17（2）：178-179.

处方 029

苦参 30g，黄柏 20g，蛇床子 20g，地肤子 15g，野菊花 20g，白芷 10g，萹蓄 20g，白矾 20g，延胡索 30g，生地 20g，地榆 15g，槐角 15g。

【用法】上药用布包好，加水 500ml，文火煎沸 5 分钟，先熏后洗，待温后坐浴 20 分钟，然后以干净纱布擦净患部，外涂云南白药少许，每晚 1 次。

【适应证】阴虚津亏型肛裂。

【注意事项】熏洗时注意温度不要过高，防止烫伤。

【出处】《山东中医药大学学报》2016，40（2）：152-153+191.

（二）敷药法

处方 030

冰片、煅龙骨粉各 6g，朱砂 7.5g，煅炉甘石 60g，煅石膏 150g。

【用法】将上药共研为细末，用 620g 凡士林调匀，备用。外敷肛门处，盖纱布后，用胶布固定。12 小时内暂不排便，次日排便后用高锰酸钾水坐浴后再换药。8 次为 1 个疗程。

【适应证】各型肛裂。

【注意事项】敷药时采取适当体位，如有过敏立即对症处理。

【出处】《山西中医》1994，（6）：35.

处方 031

金钱吊葫芦 60g，高度白酒 500ml。

【用法】取金钱吊葫芦 60g，捣成碎块塞入小口玻璃瓶中，倒入高度白酒 500ml 后密封，浸泡 15 天后备用。便后用 1.5L 高锰酸钾溶液坐浴后，将药棉捻为细条，蘸药酒置于肛裂裂口上，外盖消毒纱布，用胶布固定，每天换药 2~3 次，直至裂口愈合。

【适应证】血热肠燥型肛裂。

【注意事项】敷药时采取适当体位，如有过敏立即对症处理。

【出处】《中国民间疗法》2013，（11）：26.

处方 032

黄连、苦参各 100g，白及 30g，五倍子 60g，寒水石 70g，冰片 20g，硼砂 30g。

【用法】将前 4 味中药烘干，粉碎。将硼砂、冰片、寒水石研成极细末与上药和匀，加凡士林 85%（温火熔化），香油 15% 调匀成糊状软膏，装瓶密封备用。每次换药时，视裂口大小取适量软膏均匀地涂抹在创口上，外盖消毒敷料，用胶布固定。每天 1~2 次。

【适应证】各型肛裂。

【注意事项】敷药时采取适当体位，如有过敏立即对症处理。

【出处】《陕西中医》2002，（3）：225-226.

处方 033

黄芪 30g，芍药 30g，川椒 30g，白及 30g，黄连 10g，孩儿茶 10g，薄荷 10g。

【用法】将上述中药共研为细末，加入凡士林中搅拌（加热），配成 30% 软膏备用，冬季可加入适量香油。用时将制备好的药膏涂于肛门裂口处。

【适应证】各型肛裂。

【注意事项】一旦出现过敏现象，应立即停用，并及时处理。

【出处】《光明中医》2010，25（7）：1200-1201.

处方 034

牛黄、血竭、白及、紫草、珍珠各 25g，冰片 15g。

【用法】将上药除冰片外，烘干、粉碎过筛，再加入冰片和匀，最后加入熔化的医用凡士林，按中药与凡士林 1∶4 的比例配成软膏，装瓶密封备用。使用时，于每次便后先用温盐水坐浴 10 分钟，然后外敷上述药膏。每次换药时，视裂口大小均匀涂在创口上，外盖消毒敷料，用胶布固定。

【适应证】血热肠燥型肛裂。

【注意事项】一旦出现过敏现象，应立即停用，并及时处理。

【出处】《四川中医》2002，（11）：57.

（三）坐浴法

处方 035

黄芩 20g，黄柏 20g，苍术 20g，当归 20g，川芎 20g，丹参 20g，黄芪 20g，白芷 20g，延胡索 20g，制乳香、没药各 10g，地榆 15g，槐花 15g，冰片 3g（后下）。

【用法】将上药置于瓷盆中加水 4000ml，煎 20 分钟，坐浴至药凉。每天 2 次，每剂药可用 2~4 次。一般 3~5 剂可愈。

【适应证】各型肛裂。

【注意事项】药液温度要适宜，不能过热，防止烫伤。

【出处】《中医外治杂志》2002，11（1）：40.

二、非药物外治法

（一）穴位注射法

处方 036

长强穴。

【操作】长强穴局部皮肤消毒，用 0.5%~1% 的普鲁卡因 5~10ml 做扇形注射，隔日 1 次，5 次为 1 个疗程；亦可于肛裂基底部注入长效止痛液（亚甲蓝 2g，盐酸普鲁卡因 2g，加水 100ml，过滤消毒）3~5ml，每周 1 次。

或者让患者取右侧卧位，常规消毒皮肤。于长强穴向骶尾方向斜刺进针（约 3cm），得气后，用亚甲蓝 1ml、当归寄生注射液 2ml、维生素 B_1 注射液 2ml、维生素 B_{12} 注射液 2ml、2% 利多卡因注射液 5ml，配成混合液，注入穴位中，用无菌棉球压迫片刻，并轻轻按摩使药液均匀分布即可。

【适应证】各期肛裂。

【注意事项】便秘甚者，可加服缓泻剂。治疗期间，停用其他药物，忌食辛辣食物，多食蔬菜、水果，保持大便通畅、不干燥。严格无菌操作。一般以卧位为宜。注射点先做皮丘麻醉，注射后遇针眼出血，可用无菌敷料压迫止血。注射药液前应先抽吸，遇回血即改变部位或方向。注射应缓慢，随时注意患者情况，如有不良反应，立即停止注射。注射完毕，局部用无菌敷料覆盖，让患者稍事休息。

【出处】《山西中医》1999，（1）：31.

（二）针刺法

处方 037

双侧大肠俞、次髎、承山。

【操作】大肠俞略向下针刺约 2 寸余（用 3 寸 28 号不锈钢针），出现针感后行捻转泻法，每 5 分钟捻泻一次，每次捻泻 1 分钟，捻泻 2 次后留针 15 分钟。尽量使针感传至肛门部。次髎穴、承山穴的刺入深度、针感及泻法同大肠俞。

【适应证】各型肛裂。

【注意事项】严格无菌操作。一般以俯卧位为宜。针刺前注意患者身体状况及情绪，注意晕针的处理。

【出处】《中医外治杂志》2002，12（4）：22.

（三）穴位埋线

处方 038

天枢、承山、长强、提肛穴。

【操作】先仰卧位取天枢，后左侧卧位取承山、长强和提肛穴。穴位区皮肤常规消毒3遍，天枢、长强和提肛穴均垂直皮肤进针，承山穴进针时针尖向上倾斜45°，将装有长约1.5cm羊肠线的7号注射针头快速刺入穴位，深度2cm，行提插手法平补平泻，待局部出现酸胀感即为得气。用磨平针尖消毒备用的针灸针自注射针头尾部将线推入尾部，退出针头。出针后，局部用无菌棉球按压穴位，胶布固定。埋线深度以体外看不到线尾为度。每周治疗1次，连续治疗4周。

【适应证】各型肛裂。

【注意事项】①埋线疗法所采用的针具及线体均为一次性的医疗产品，保证一人一针，用后按规定销毁，避免医源性交叉感染，保证安全卫生。②埋线后，局部出现酸、麻、胀、痛的感觉是正常的，是刺激穴位后针感得气的反应。体质较柔弱或局部经脉不通者更明显，一般持续时间为2~7天。③埋线后6~8小时局部禁沾水，不影响正常的活动。④局部出现微肿、胀痛或青紫现象是个体差异的正常反应，是由于局部血液循环较慢，对线体的吸收过程相对延长所致，一般7~10天即能缓解，不影响疗效。⑤体型偏瘦者，因其穴位浅，埋线后可能出现小硬节，不影响疗效，但吸收较慢，一般1~3个月可吸收完全。⑥女性在月经期、妊娠期等特殊生理期时期尽量不埋线。⑦皮肤局部有感染或有溃疡时不宜埋线。

【出处】《中国针灸》2017，37（4）：377–380.

综合评按：古代中医多将肛裂列入痔门，称为“钩肠痔”“裂痔”或“裂口痔”等。如《外科大成》：“钩肠痔：肛门内外有痔，褶缝破烂。便如羊粪，粪后出血，秽臭大痛。”所述即是肛裂症状。《医宗金鉴·外科心法要诀》说肛裂的特点是“肛门围绕，折纹破裂，便结者，火燥也”。肛裂是一种常见的肛肠科疾病，手术治疗具有一定的创伤和痛苦，不易为患者所接受，而中医外治法采用局部治疗，可使药物直达病所，方便开展，便于使用，有收敛止血、消肿止痛的功效，具备简、便、效、廉和副作用少的优点。

第五节　直肠脱垂

直肠脱垂指直肠壁部分或全层向下移位，中医称“脱肛”。直肠壁部分下移，即直肠黏膜下移，称黏膜脱垂或不完全脱垂；直肠壁全层下移称完全脱垂。若下移的直肠壁在肛管直肠腔内称内脱垂；下移到肛门外称外脱垂。

1. 临床诊断

一型直肠脱垂：不完全性直肠脱垂，即直肠黏膜脱垂。表现为直肠黏膜层脱出肛外，脱出物呈半球形，其表面可见以直肠腔为中心的环状黏膜沟。

二型直肠脱垂：完全性直肠脱垂，即直肠全层脱垂。脱垂的直肠呈圆锥形，脱出部分为以直肠腔为中心呈同心圆排列的黏膜环形沟。二型直肠脱垂根据脱垂程度分为三度：Ⅰ度为直肠壶腹内的肠套叠，即隐性直肠脱垂，排粪造影呈伞状阴影。Ⅱ度为直肠全层脱垂于肛门外，肛管位置正常，肛门括约肌功能正常，不伴有肛门失禁。Ⅲ度为直肠和部分乙状结肠及肛管脱出于肛门外，肛门括约肌功能受损，伴有肛门不全性或完全性失禁。

2. 中医分型

（1）气虚下陷型：便后肛门有物脱出，直肠脱垂呈半球形或圆锥形，甚则咳嗽、行走、排尿时脱出，劳累后加重，伴有脘腹重坠，纳少，神疲体倦，气短声低，头晕心悸。舌质淡体胖，边有齿痕，脉弱。

（2）肾气不固型：直肠滑脱不收，伴有面白神疲，听力减退，腰膝酸软，小便频数或夜尿多，久泻久痢。舌淡苔白，脉细弱。

（3）气血两虚证：直肠脱出，伴有面白或萎黄，少气懒言，头晕眼花，心悸健忘或失眠。舌质淡白，脉细弱。

（4）湿热下注证：直肠脱出，嵌顿不能还纳，脱垂的直肠黏膜有糜烂、溃疡，伴有肛门肿痛，面赤身热，口干口臭，腹胀便结，小便短赤。舌红，苔黄腻，脉滑数。

一、药物外治法

（一）熏洗法

处方 039

老枣树皮 60g，石榴皮 30g，五倍子 30g，黄芪 50g，升麻 10g，防风 10g，明矾 10g。

【用法】将上述中药加水 3000ml，先浸泡 1 小时，然后置中等火上熬煮 30 分钟，取汁 2000ml；二煎加水 1500ml，煮 20 分钟，取汁 1000ml。将两次煎汁混合，趁热先熏蒸肛门，再浸洗肛门脱出物 10 分钟后，外涂液状石蜡将脱出物轻推入肛内，然后将肛门部浸入浴缸内坐浴 30 分钟。第 2 次浸洗前将药汁加热即可。每天 1 剂，10 剂为 1 个疗程。

【适应证】湿热下注型脱肛。

【出处】《中医外治杂志》2007，16（2）：7.

处方 040

石榴皮 50g，明矾 20g。

【用法】上药加水适量，浸泡 10 分钟后，用文火水煎取汁，置于浴盆中候温熏洗。每天 1 剂。每天早、中、晚各熏洗 1 次，连续 7~10 天。

【适应证】湿热下注型小儿脱肛。

【出处】《家庭中医药》2007，（9）：88-89.

处方 041

苍术 10g，黄柏 15g，苦参 20g，五倍子 15g，白蒺藜 10g，紫花地丁 15g，枯矾 20g，芒硝 30g。

【用法】以上诸药除枯矾、芒硝外，加水 3000ml 煎沸 15 分钟后，将药汁倒入盆中，再将枯矾、芒硝加入药液中，先利用热气熏蒸肛门 10 分钟，待药液温度适宜时，再将肛门坐浴盆中 10 分钟，每天 2 次。每天 1 剂，第 2 次熏洗前只需将药液加热即可使用，2 周为 1 个疗程。

【适应证】湿热下注型小儿脱肛。

【出处】《中医外治杂志》2008，（6）：67-68.

处方 042

蝉蜕 30g，木鳖子 20g，枳壳 20g，升麻 20g，黄芪 15g，五倍子 20g，煅龙骨粉 10g，煅牡蛎粉 10g，云南白药 3g。

【用法】将上述中药（除云南白药、煅龙牡粉外）用稀布包裹后，放入砂锅，加水 1500ml，浸泡 20 分钟，文火煎煮，10 分钟后过滤取液 1000ml，倒入盆中，让患儿熏洗浸泡。约 20 分钟后，将云南白药、煅龙牡粉混合，撒在脱出的肠黏膜上，轻托脱出物纳入肛内，让患儿平卧 20~30 分钟。每天用药 2 次，5 天为 1 个疗程。

【适应证】气虚下陷型小儿脱肛。

【出处】《中医研究》2000，13（5）：64.

（二）敷药法

处方 043

龙骨 10~20g，五倍子 10~20g，枯矾 5~15g，冰片 1~5g。

【用法】以上诸药共研为细末备用。使用时，取适量外敷。每天早、晚各 1 次，3 天为 1 个疗程。

【适应证】肾气不固型小儿脱肛。

【出处】《中国民间疗法》2015，23（8）：21.

处方 044

酸石榴皮 20g，乌梅炭 20g，枯矾 20g，五倍子 20g。

【用法】上药共研细末，过筛，贮瓶备用。待患儿大便后，用温水洗净脱出物，将药末敷于脱出物黏膜上，并使脱出物缓慢复位，动作要轻。15 天为 1 个疗程。

【适应证】各型小儿脱肛。

【出处】《中医外治杂志》2008，17（3）：13.

处方 045

黄芪粉 10g，蓖麻子 15 粒。

【用法】先将蓖麻子去壳留仁，捣烂后加适量温开水，与黄芪粉调成稀糊状，取10g外敷双足心涌泉穴处。用敷料包扎并固定好，每天1换。10天为1个疗程，连续敷用2~3个疗程。

【适应证】气虚下陷型小儿脱肛。

【出处】《家庭中医药》2007，3（6）：77.

处方046

龙骨10g，赤石脂10g，诃子肉10g。

【用法】上药研极细末，和茶水少许搽患处。

【适应证】久痢肾气不固型脱肛。

【出处】民间验方。

处方047

中药固脱贴（乌梅20g，五味子15g，补骨脂10g，黄芪30g，升麻15g，石榴皮10g等）。

【用法】先用温水清洁神阙穴、长强穴附近皮肤，轻揉两穴使其得气，然后将膏贴敷在该穴位处，贴好后再轻揉使其产生温热感，于每晚8时贴敷，翌日晚8时揭除。10次为1个疗程，连续治疗3个疗程。

【适应证】气虚下陷型脱肛。

【出处】《亚太传统医药》2010，6（6）：66-67.

（三）坐浴法

处方048

马齿苋30g，石榴皮15g，五倍子15g，明矾9g。

【用法】上药加水煎至500ml，待药液温度适宜后，坐浴20分钟，每天2次。

【适应证】湿热下注型脱肛。

【出处】《开卷有益（求医问药）》1999，（2）：15.

（四）注射疗法

处方049

芍倍注射液。

【用法】根据脱垂情况决定用量，最大剂量不超过 60ml，用药时按 2∶1（2 份药加 1 份注射用水）比例稀释。术前清洁灌肠，患者取侧卧位，常规消毒，局麻或骶麻。嘱患者用力下挣，使直肠黏膜或直肠全层脱出肛外，直视下按肛门截石位 3、7、11 点，用组织钳分别提起以上三点的黏膜层，以血管钳夹住松弛的黏膜，用丝线以 8 字贯穿结扎，固定松弛的直肠黏膜，结扎线头保留 6cm 作为标记，用 5ml 注射器和 5 号长针头，吸取芍倍注射液，在结扎点的上方分别注射 2~4ml，再按三个结扎标记点由上而下行黏膜下层多点注射，每点注药约 3ml，然后将其全部还纳肛内。肛门镜下在齿线上区黏膜行补充注射，以防直肠下端有遗漏。肛门括约肌收缩力差及肛门松弛者，在直肠远端肛直交界处 3、7、11 点，分别结扎松弛的黏膜，并在结扎点之间的黏膜下注射药液，以起到收缩肛管的作用。

【适应证】老年各型脱肛。

【出处】《中国老年保健医学》2005，3（4）：42.

二、非药物外治法

（一）针灸疗法

处方 050

长强、大肠俞、承山、气海俞、次髎、百会、次髎。

【操作】针刺长强、大肠俞、承山、气海俞、次髎，灸百会、次髎，每次 2~3 穴，留针 30 分钟，灸 20 分钟。每天 1 次，7 次为 1 个疗程，休息 5 天再进行第 2 次疗程。针感以能气至病所，或往肛门感传为佳。

【适应证】气虚下陷型脱肛。

【出处】《上海针灸杂志》2002，21（6）：43.

处方 051

长强、足三里、提肛穴、大肠俞。

【操作】先将患儿脱肛回纳，取俯卧位，取穴长强、足三里、提肛穴、大肠俞，其中提肛穴位于肛门两侧（即坐骨结节与肛门连线的中点），针刺时向同侧腹股沟方向刺入 1~1.5 寸，均给予强刺激，不留针。另嘱患儿家长每天用艾条悬灸百会穴，以温热为度，每次15~20分钟，早晚各1~2次。10次为1个疗程，疗程之间休息7天，在此期间停止其他治疗方法。

【适应证】肾气不固型小儿脱肛。

【出处】《河北医学》2018，23（6）：776–777.

处方052

百会、承山、大肠俞、长强。

【操作】肾虚型配关元、肾俞；脾虚型配足三里、脾俞。百会用灸不用针，温和灸30分钟，使小儿有温热感。余穴常规消毒后，用0.35mm毫针，缓慢进针，得气后，承山用平补平泻法，大肠俞、长强用补法，留针30分钟，中途行针2次。每天针灸1次，7次为1个疗程，每个疗程之间间隔3天。

【适应证】中气下陷型小儿脱肛。

【出处】《上海针灸杂志》2004，21（6）：56.

（二）综合疗法

处方053

百会、关元、命门穴。

【操作】先在百会行雀啄灸，时间为15分钟，早、晚各1次。病程长、病情重者则延长至25分钟。慢性肠炎加灸关元，肾虚加灸命门。捏脊从尾骶部开始，在下髎、中髎、次髎和上髎，及腰椎间隙处各拿提3次，并在大椎穴处拿提1次以增阳益气，再在各骶孔处、腰椎间隙及其夹脊处用大拇指轻揉。捏脊时应注意患儿承受力。8天为1个疗程。

【适应证】中气下陷型小儿脱肛。

【出处】《上海针灸杂志》1999，4（18）：45.

综合评按：脱肛是指肛管、直肠黏膜、直肠全层，甚至部分乙状结肠向下移位，脱出或不脱出肛门外的一种疾病，属肛肠科难治性疾病，其发病率国外为0.4%~2.1%，国内为0.4%~1.9%。中医学认为，脱肛多因小儿气血未旺，老年气血两亏，或由劳倦、房劳过度，久病体弱，以致气血不足，中气下陷，不能收摄而形成；也有因气热、血热，或因气血两虚兼湿热而脱者。《景岳全书》云："大肠与肺为表里，肺热则大肠燥结，肺虚则大肠滑脱，此其要也。故有因久泻、久痢、脾肾气陷而脱者；有因中气虚寒、不能收摄而脱者；有因劳役吐泻、伤肝脾而脱者；有因酒湿伤脾、色欲伤肾而脱者；有因肾气本虚、关门不固而脱者；有因过用寒凉、降多亡阳而脱者；有因湿热下坠而脱者。然热者必有热证，如无热证，便是虚证。且气虚即阳虚，非用温补多不能效。凡小儿元气不实者，常有此证。故陈自明曰：大肠虚寒，其气下陷，则肛门翻出；或因产努力，其肛亦然，是诚确见之论。"其明确指出，气血亏损，湿热下注不能收摄；气虚下陷，中气不足，失固而脱不能升提，肺肾两虚，寒热洞泄不能固摄为脱肛的根本原因。

目前，国外治疗中度和重度直肠脱垂仍主张采用手术治疗，且手术越来越趋向复杂化，而术后并发症较多，复发率较高，功能改善较差，常易合并感染、大出血、肠梗阻、肠麻痹、肛门狭窄、大便失禁等，故而提高疗效、降低复发率、减少并发症成为国内外专业人员研究脱肛治疗的新课题。中医外治法操作简单，具有肛周无切口、出血少、不易破坏直肠解剖结构、保护直肠生理功能、术后疼痛轻且疼痛时间短、治疗效果明显等特点，减少了术后并发症的发生。

第六节　结直肠肿瘤

结直肠肿瘤是消化道常见疾病及多发病，主流治疗方法以西医放化疗、手术为主，中医药治疗处于辅助地位。良性结直肠肿瘤在手术切除后预后极佳，所以本篇主要讲述的是中医外治法在结直肠恶性肿瘤治疗中的辅助应用。

1. 临床诊断

（1）临床症状：排便习惯改变；大便性状改变（变细、血便、黏液便等）；腹痛或腹部不适；腹部肿块；肠梗阻相关症状；贫血和全身症状，如消瘦、乏力、低热等。

（2）疾病史和家族史：①结直肠癌发病可能与以下疾病相关：溃疡性结肠炎、结直肠息肉、克罗恩病、血吸虫病等，应详细询问患者相关病史。②遗传性结直肠癌发病率约占结直肠癌发病率的6%，应详细询问患者相关家族病史，包括遗传性非息肉性结直肠癌、家族性腺瘤性息肉病、黑斑息肉综合征等。

（3）内镜检查：对可疑病变必须行活组织病理检查。

2. 中医分型

（1）湿热蕴结型：腹胀、腹痛，里急后重，下迫灼热，大便黏滞恶臭或黏液血便。舌红、苔黄腻，脉滑数。

（2）瘀毒内阻型：腹胀、腹痛拒按，腹部扪及包块，里急后重，便下黏液脓血。舌紫黯有瘀斑、苔薄黄，脉弦或涩。

（3）脾虚气滞型：腹胀肠鸣，腹部窜痛，伴纳呆，神疲乏力，面色萎黄，大便溏薄。舌淡红，苔薄腻，脉濡滑。

（4）脾肾阳虚型：腹痛绵绵，喜温喜按，伴消瘦乏力，面色少华，畏寒肢冷，胃纳减少，大便溏薄，次数频多，或五更泄泻。舌淡，苔薄白，脉沉细。

一、药物外治法

（一）敷药法

处方054

生大黄50g，大腹皮50g，延胡索50g，丹参50g，当归30g，赤芍30g，蜈蚣3条，制附子50g，肉苁蓉50g，生甘草30g。肉桂末（另包）3g。

【用法】上药浓煎收膏，均匀地涂抹于纱布上，另包肉桂末涂于药膏上，以神阙穴为中心，敷于腹部，用胶布固定。每次贴敷50~60分钟，每天3次。

【适应证】结肠癌术后腹胀、腹痛、肠鸣音亢进。

【出处】《吉林中医药》2006，26（2）：31-32.

处方 055

生川乌、生大黄、甘遂、白芷各 30g。

【用法】上药浓煎至 200ml（每天用量），取以上药液和适量面粉揉成湿润饼状，按积液部位大小敷于体表对应皮肤，妥贴固定。每天 4 小时，7 天为 1 个疗程，持续 1~3 个疗程。

【适应证】晚期结直肠癌所致的胸腹水。

【出处】《中医外治杂志》2002，11（6）：41.

处方 056

生水蛭 5g，蜈蚣 5 条，牵牛子、甘遂各 10g，薏苡仁 20g，枳实 30g。

【用法】上药研磨成粉，调成膏状，取 15g 外敷脐腹部。

【适应证】结直肠癌所致癌性腹水。

【出处】《中医药信息》1997，（1）：2.

（二）坐浴法

处方 057

黄柏 60g，苦参 30g，紫花地丁 60g，蒲公英 60g，制乳香 30g，制没药 30g，五倍子 15g，莲房 30g，槐花 15g，地榆 15g，大黄 25g，蛇床子 15g，防风 15g。

【用法】上药煎取药汁 2000ml，每次取 1000ml，调温至 37℃，行坐浴，每次 30 分钟，每天 2 次。每天 1 剂，10 天为 1 个疗程，治疗 1 个疗程。

【适应证】直肠癌吻合口炎。

【出处】《江苏中医药》2007，39（7）：37.

二、非药物外治法

（一）艾灸法

处方 058

大椎、双侧合谷、双侧三阴交、双侧足三里。

【操作】以上穴位艾灸 30 分钟，每天 1 次，10 天为 1 个疗程。

【**适应证**】化疗所致白细胞减少症。

【**出处**】《江西中医药》1995，26（3）：48

（二）耳穴压豆法

处方 059

耳穴主穴：神门、枕、额、心；配穴：肝、脾、肾。

【**操作**】将王不留行籽 1 粒置于 0.5cm × 0.5cm 正方形胶布上，贴于相应耳穴，使之产生酸、麻、重胀感，5 次为 1 个疗程。

【**适应证**】脾肾阳虚型肠癌所致失眠。

【**出处**】《中国中医急症》2008，17（8）：1146.

综合评按：中医外治法是治疗结直肠肿瘤颇具特色的中医疗法之一。在理论上，外治法基于内治法的理论，并结合中医针灸和中药外敷的特点，更显其独特性和有效性。主要体现在以下几方面：能不同程度地缓解患者（术后或带瘤生存者）的癌性腹痛、腹泻、腹胀、便血等症状；可以减少口服药用量和静脉给药次数，减轻药物的毒副作用，减少患者痛苦；消除放化疗所致的不良反应，增强患者体质，改善生活质量，延长生存时间。在临床上，既可应用于表浅肿块的医治，也可用于深部肿块的治疗。特别是对肿瘤及其并发症的治疗，更因其给药方式不受患者吞咽功能和上消化道的影响，能使药液吸收迅速、起效快，往往可起到内治法所不及的效果。目前，用中医外治法治疗结直肠肿瘤，在理论研究与临床治疗上已有一定成效，但也有不少需要解决、完善的问题。比如回顾总结多，前瞻研究少；临床研究多，实验研究少；外治方剂多，外治新药少等，这些都值得今后进一步深入研究。

第七节　肛窦炎

肛窦炎或肛隐窝炎，是肛窦及肛门腺内的急、慢性炎性病变。由于炎症的刺激，常伴肛乳头发炎。二者皆是常见病、多发病，且互为因果，故可视为一种疾病。西医学认为，肛窦因解剖结构特殊，极易发生感染，其窦底在下、开口朝上，呈袋状，不仅引流差而且容易损伤，加之排便次数增多或患肠炎、痢疾、腹泻等，频繁刺激肛窦和肛瓣也容易发生炎症。肛窦炎可归属为中医学的“脏毒”范畴。

1. 临床诊断

（1）临床症状主要表现为肛门隐隐灼痛、肛周瘙痒、肛周潮湿、便不尽感等。

（2）肛内指诊触及病灶有压痛感，肛内温度升高，肛门内括约肌较紧张，肛管紧缩，指诊套上有脓性分泌物。

（3）肛镜检查可见肛门瓣和肛窦充血、水肿，皮肤表面有乳头状物覆盖，或有鲜红色肉芽组织，多伴有肛乳头肥大。

（4）探针检查可见肛隐窝变深，有脓液流出。

2. 中医分型

（1）肛门湿热型：肛周皮肤湿痒，偶有刺痛，便时加剧，大便次数增多，并夹有黄色黏液。舌质红，苔黄腻，脉濡数。

（2）肛门热毒型：肛内灼热疼痛，便时痛甚，大便燥结。舌质红，苔黄，脉数。

（3）阴虚肠燥型：肛门不适，似痛非痛，似胀非胀，便时痛胀加重，大便干燥、表面有血丝，或便带黏液，伴口干，手足心发热，盗汗。舌质红，苔薄黄，脉细数。

（4）中气下陷型：肛门坠胀不适，大便溏薄或清稀，或有少量黏液（或带有血丝）自肛内溢出，伴少气懒言，面色苍白。舌质淡，苔薄白，脉细弱。

一、药物外治法

（一）塞药法

处方 060

马应龙麝香痔疮栓。

【用法】将 1 粒栓剂塞入肛内，每天 1~2 次，持续用药 7 天，2 周为 1 个疗程。

【适应证】各型肛窦炎。

【出处】《医药导报》2006，1（12）：22.

处方 061

牛黄痔清栓。

【用法】将 1 粒栓剂塞入肛内，每天 1~2 次，持续用药 7 天。7 天为 1 个疗程。

【适应证】各型肛窦炎。

【出处】《中西医结合研究》2016，5（8）：16.

（二）敷药法

处方 062

复方苦参膏。

【用法】取上药 10g 局部外敷，2 周为 1 个疗程。

【适应证】肛门湿热型肛窦炎。

【出处】《实用中医药杂志》2003，3（12）：26.

处方 063

黄连膏：黄连、姜黄各 9g，当归 15g，生地 30g，麻油 360g，黄蜡 120g。

【用法】将黄蜡浸入麻油中，放置 1 天。将上药用文火将药熬至枯黄，去渣滤清，加入黄蜡，用文火徐徐收膏。用甘油注射器向肛管内注入黄连膏 20ml。每天 1 次，7 天为 1 个疗程。

【适应证】肛门湿热型肛窦炎。

【出处】《实用中医药杂志》2002，7（6）：24.

处方 064

如意金黄膏：大黄、黄柏、姜黄、白芷各 60g，胆南星、陈皮、苍术、厚朴、甘草各 18g，天花粉 120g。

【用法】将上药低温干燥，研为细末，和凡士林按 1∶4 调匀成膏。注入肛内，每天 2 次，7 天为 1 个疗程。

【适应证】肛门热毒型肛窦炎。

【出处】《中医药导报》2014，6（20）：6.

（三）灌肠法

处方065

三黄液：黄连30g，黄柏50g，黄芩30g。

【用法】将上药反复水煎3次，浓缩为500ml，每天睡前用甘油灌肠器保留灌肠50ml。10天为1个疗程。

【适应证】肛门湿热型肛窦炎。

【出处】《中国民康医学》2008，6（22）：46.

处方066

参柏灌肠方：苦参、黄柏各25g，紫花地丁、野菊花、生地、地榆、延胡索各20g，甘草10g。

【用法】将上药加水2000ml混合均匀后共煎药至200ml，可分2次灌肠。灌肠方法：加热灌肠液至37~38℃，嘱患者每晚睡前排空大便，取左侧屈膝卧位，在肛门及导尿管上均匀涂抹上液状石蜡，将导尿管缓缓插入肛门深处12~16cm，用50ml注射器缓慢多次注入药液100ml，之后患者即可入睡，保留灌肠药物于直肠内一晚，次日正常排便。第二天晚上睡前再次重复以上操作。每天1次，16天为1个疗程。

【适应证】肛门湿热型肛窦炎。

【出处】《医学理论与实践》2017，30（12）：7.

处方067

大黄20g，元明粉50g，黄连20g，黄柏20g，乳香20g。

【用法】将上药水煎，取汁400ml，早晚2次灌肠，每次用40~60ml，肛内保留20分钟。

【适应证】肛门湿热型肛窦炎。

【出处】《中国民间疗法》2016，10（10）：55.

处方 068

葛仙汤灌肠液：葛根、白花蛇舌草、黄芪、薏苡仁各 20g，仙鹤草、乌梅、白及、诃子、甘草各 10g。

【用法】上药水煎，浓煎至 200ml，将灌肠液调至 37~40℃，嘱患者排尽大便，取膝胸卧位，将肛管插入肛内 2~4cm 处，用灌肠器缓慢注入灌肠液，保留 15~20 分钟。每天 1 次，连续治疗 10 天为 1 个疗程。

【适应证】肛门湿毒型肛窦炎。

【出处】《浙江中医杂志》2016，12（51）：12.

处方 069

加味苦参汤保留灌肠液：白芷、苦参各 20g，败酱草、薏苡仁、金银花、蒲公英、菊花、红藤各 15g，薄荷、黄柏各 10g。

【用法】将上药水煎，用文火将药剂浓缩至 100ml。当患者将大便排空后，让其在治疗台上保持侧卧位并垫高其臀部 15cm，在患者肛门内插入一次性导尿管，深度为 5~7cm，将加味苦参汤加热至 37℃左右，使用针筒抽取药液并通过导尿管将其缓慢注入患者直肠内。为了能够使药物充分利用和吸收，灌肠结束后，患者要保持膝胸卧位 10~15 分钟，保留时间应大于 1 小时。每天 1 次，10 天为 1 个疗程，共治疗 2 个疗程。

【适应证】肛门湿热型肛窦炎。

【出处】《江西中医药》2018，3（49）：423.

处方 070

止痛如神汤保留灌肠液：秦艽 15g，黄柏 9g，槟榔 9g，泽泻 15g，苍术 10g，皂角 10g，防风 10g，桃仁 9g，当归尾 20g，制大黄 9g。

【用法】将上药水煎，煎取灌肠液 200ml，每天 1 次保留灌肠，每天 1 剂，连续治疗 2 周为 1 个疗程，共治疗 1 个疗程。

【适应证】阴虚肠燥型肛窦炎。

【出处】《中西医结合心血管病电子杂志》2017，3（5）：9.

（四）综合疗法

处方 071

三黄汤加减（大黄、黄柏、黄芩、苦参各 15g。急性期加蒲公英 15g，金银花 15g；慢性期加红花 10g，丹参 15g）灌肠，加微波照射。

【用法】将上药先浸泡 20 分钟，再煎煮 30 分钟，取其药液，自然沉淀后取上清液加温浓缩至 200ml。患者取侧卧位，取药液 50ml，加温至 37℃左右用注射器抽取药液，缓缓注入肛内。保留 2~4 小时，每晚 1 次，10 天为 1 个疗程。一般用药 1~2 个疗程。患者侧卧，将辐射器理疗头外罩乳胶指套并涂上消炎膏，而后插入肛门。功率 11~15W，照射时间 15 分钟。每天 1 次，10 天为 1 个疗程。治疗 1~2 个疗程。

【适应证】湿热下注型肛窦炎。

【注意事项】腔内辐射器理疗头要固定适当位置，调节功率以使患者感觉温热舒适为宜，不应有烧灼感。

【出处】《右江民族医学院学报》2005，（1）：21.

处方 072

枳壳、川椒、防风、苍术、五倍子、侧柏叶各 16g，薤白 8g，芒硝 5g。

【用法】上药水煎后，用药液先熏后洗，每次 15 分钟。熏洗后再采用局部红外线治疗仪治疗。早、晚各 1 次，7 天为 1 个疗程。

【适应证】肛门湿热型肛窦炎。

【出处】《四川中医》2005，（4）：22.

二、非药物外治法

针刺法

处方 073

长强、腰旁俞（双侧）、次髎、承山、大肠俞。

【操作】患者取俯卧位，先针长强穴，针尖与骶尾骨平行刺入 1.5~2 寸，腰旁俞针刺得气后将 2cm 艾条插于针柄上温灸 1~2 壮，其余各穴针刺得气后5分钟行针1次，留针40分钟。治疗隔日1次，10次为1个疗程。

【**适应证**】中气下陷型肛窦炎。

【**出处**】《中国针灸》2002，（10）：4.

综合评按：肛窦炎本质上属于肛窦及肛门腺内炎症性病变，是一种潜在性的感染性病灶。近年来，中医药在肛窦炎防治方面的研究取得了一定的进展，但仍存在一些急需解决的问题。如对肛窦炎的诊断标准及治疗标准的规范化，对肛窦炎治疗方法机制的科学探讨，如何提高肛窦炎的疗效，对预防肛肠疾病的重要性的认识等。

第八节　炎症性肠病

炎症性肠病（IBD）有两个概念，一个是广义的，一个是狭义的。广义的炎症性肠病是指以肠道炎症为主要表现的疾病的总称，包括感染性肠炎、中毒性肠炎、缺血性肠炎、放射性肠炎以及慢性非特异性肠炎等多种不同的疾病。狭义的炎症性肠病是指两个病：一个是溃疡性结肠炎（UC），一个是克罗恩病。在中医学文献中，虽然没有溃疡性结肠炎和克罗恩病这两个病名，但其与“痢疾”“肠风”“便血”“泄泻”“腹痛”“肠结”等病症相似。本篇重点讨论溃疡性结肠炎（UC）。

1. 临床诊断

典型的临床表现为黏液脓血便或血性腹泻、里急后重，伴有腹痛、乏力、食欲减退、发热等全身症状，病程多在6周以上。结肠镜下见，病变多从直肠开始，呈持续性、融合性的结肠炎症，黏膜血管纹理模糊、紊乱或消失，严重者可见黏膜质脆、自发性出血和溃疡形成。病理活动期可见固有膜内弥漫性炎性细胞浸润，隐窝结构改变，黏膜表面糜烂、浅溃疡形成和肉芽组织增生。缓解期可见黏膜糜烂或溃疡愈合，固有膜内炎性细胞浸润减少或消失，潘氏细胞化生。同时需排除急性感染性肠炎、阿米巴肠病、肠道血吸虫病、肠结核、真菌性肠炎、人类免疫缺陷病毒感染等病。

2. 中医分型

（1）大肠湿热型：腹泻，便下黏液脓血，腹痛，里急后重，肛门灼热，伴见小便短赤，口干，口苦。舌质红，苔黄腻，脉滑。

（2）脾虚湿蕴型：黏液脓血便，白多赤少，或为白胨，腹泻便溏，夹有不消化食物，伴见脘腹胀满，肢体困倦，神疲懒言。舌质淡红，边有齿痕，苔薄白腻，脉细弱或细滑。

（3）寒热错杂型：下痢稀薄，夹有黏胨，反复发作，肛门灼热，腹痛绵绵，伴见畏寒怕冷，口渴不欲饮，饥不欲食。舌质红，或舌淡红，苔薄黄，脉弦，或细弦。

（4）脾肾阳虚型：久泻不止，大便稀薄，夹有白胨，或伴有完谷不化，甚则滑脱不禁，腹痛喜温喜按，伴见形寒肢冷，腰酸膝软。舌质淡胖，或有齿痕，苔薄白润，脉沉细。

（5）肝郁脾虚型：情绪抑郁或焦虑不安，常因情志因素诱发大便次数增多，大便稀烂或黏液便，腹痛即泻，泻后痛减，伴见排便不爽，饮食减少，腹胀，肠鸣。舌质淡红，苔薄白，脉弦或弦细。

（6）热毒炽盛型：便下脓血或血便，量多次频，腹痛明显，发热，伴见里急后重，腹胀，口渴，烦躁不安。舌质红，苔黄燥，脉滑数。

（7）阴血亏虚型：便下脓血，反复发作，大便干结，夹有黏液便血，排便不畅，腹中隐隐灼痛，伴见形体消瘦，口燥咽干，虚烦失眠，五心烦热。舌红少津或舌质淡，少苔或无苔，脉细弱。

一、药物外治法

（一）灌肠法

处方 074

三黄汤加减：黄芩 10g，黄柏 10g，黄连 10g，栀子 5g，五倍子 10g，明矾 10g。

【用法】上药水煎，取中药煎剂 50ml 保留灌肠，每天 1~2 次，1 个月为 1 个疗程。

【适应证】大肠湿热型溃疡性结肠炎。

【出处】田振国.《大肠炎性疾病的诊断与治疗》辽宁科学技术出版社.

处方 075

败酱草合剂：败酱草 30g，白矾 10g，黄芩 10g，白及 15g。

【用法】上药水煎，取中药煎剂 50ml 保留灌肠，每天 1~2 次，1 个月为 1 个疗程。

【适应证】大肠湿热型溃疡性结肠炎。

【出处】田振国.《大肠炎性疾病的诊断与治疗》辽宁科学技术出版社.

处方 076

通灌汤：苦参 20g，地榆 15g，黄柏 10g，甘草 5g 等。

【用法】上药水煎，取中药煎剂 50ml 保留灌肠，每天 1~2 次，1 个月为 1 个疗程。可根据病情在灌肠药液中加入适量锡类散、青黛散、云南白药等。腹泻、便血严重患者可加入氢化可的松 50mg。

【适应证】脾虚湿蕴型溃疡性结肠炎。

【出处】田振国.《大肠炎性疾病的诊断与治疗》辽宁科学技术出版社.

（二）敷药法

处方 077

选足三里、脾俞为第 1 组穴位，天枢、大肠俞为第 2 组穴位。

【用法】2 组穴位交替使用。以痛泻宁贴膏贴于穴位，6 小时后揭去，每天 1 次，30 天为 1 个疗程。

【适应证】脾虚湿蕴型溃疡性结肠炎。

【出处】《中国针灸》2002，22（5）：312.

（三）穴位注射法

处方 078

黄芪注射液。

【操作】按穴位注射法常规操作，天枢、大肠俞各注入 1ml 药液，足三里注入 0.5ml 药液，隔天 1 次，10 天为 1 个疗程，每个疗程间休息 4 天。

【适应证】大肠湿热型溃疡性结肠炎。

【出处】《河南中医》2006，26（8）：73–74.

（四）综合疗法

处方 079

针灸取穴：神阙、足三里、三阴交。

灌肠药物：2% 甲硝唑 100ml，锡类散 0.3g，0.2% 普鲁卡因 2ml。

【**操作**】穴位行温针灸，每天 1 次，2 周为 1 个疗程，每个疗程之间间隔 2 天。每晚睡前使用三药混合液保留灌肠，2 周为 1 个疗程。

【**适应证**】各型溃疡性结肠炎。

【**出处**】《针灸临床杂志》2001，17（5）：53.

处方 080

针灸取穴：脾俞、章门、天枢、足三里、中脘、关元、命门、公孙。

灌肠药物：党参 20g，白术 15g，干姜 10g，茯苓 15g，水煎取汁 150ml，加入地塞米松 2mg。

【**操作**】针刺取穴用补法，每天 1 次，每次留针 20 分钟；足三里、命门、关元穴在留针时施灸。每晚睡前用灌肠药物保留灌肠。

【**适应证**】脾肾阳虚型溃疡性结肠炎。

【**出处**】《河北中医》2001，23（11）：852.

二、非药物外治法

（一）针灸疗法

处方 081

主穴为天枢。脾肾阳虚者加足三里、命门、关元；脾虚气陷者加足三里、百会、长强；湿热郁结者加足三里、曲池、合谷；气滞血瘀者加肾俞、脾俞、大肠俞。

【**操作**】取艾条做悬灸，取穴先上后下，先阴经后阳经，每穴灸 3~5 分钟，以皮肤红润不起疱为度。每天 1 次，10 次为 1 个疗程，一般 3~5 个疗程。

【**适应证**】各型溃疡性结肠炎。

【**出处**】《中国针灸》2001，21（4）：198.

处方 082

脾俞、胃俞、气海、关元、足三里、肾俞、命门、中脘、天枢、上巨虚、下巨虚、止泻穴、太冲、行间、曲池、内庭、阴陵泉。

【操作】穴位局部皮肤行常规消毒，脾俞、胃俞、气海、关元、足三里、肾俞、命门、中脘、天枢、上巨虚、下巨虚、止泻穴等施提插捻转补法，并用温针疗法；太冲、行间、曲池、内庭、阴陵泉用针刺提插捻转泻法。隔日 1 次，5 次为 1 个疗程，共治疗 2 个疗程。

【适应证】脾肾阳虚型溃疡性结肠炎。

【出处】《中国针灸》2001，21（2）：67.

处方 083

气海、关元、神阙、天枢、足三里、脾俞、命门、太冲。

【操作】穴位局部皮肤行常规消毒，以 6 寸芒针取气海、天枢、关元，轻捻缓进，刺入 4 寸左右，行捻转补法，以针感放散至整个小腹为准。以毫针刺入足三里 2~3 寸，使针感向上传导至腹部；脾俞、命门均针刺入约 1.5 寸，施捻转补法；太冲向涌泉针刺 1~1.5 寸，施泻法。留针 3 分钟，出针后神阙用隔姜灸灸 10~20 壮，以皮肤潮红为度，足三里施治温和灸 15 分钟。每天 1 次，10 次为 1 个疗程，每个疗程间间隔 3 天。

【适应证】脾虚湿蕴型溃疡性结肠炎。

【出处】《江西中医药》1999，30（6）：40.

处方 084

天枢、关元、足三里、上巨虚、三阴交、神阙。

【操作】每次选天枢、关元、足三里、上巨虚、三阴交行温针灸，隔日 1 次，15 次为 1 个疗程。非治疗日患者自用艾条悬灸神阙、足三里 30 分钟。治疗 3 个疗程。

【适应证】脾虚湿蕴型溃疡性结肠炎。

【出处】《上海针灸杂志》2001，20（1）：17.

（二）穴位埋线法

处方 085

脾俞、胃俞、大肠俞、小肠俞、关元俞、足三里。

【**操作**】用龙胆紫标记穴位，常规消毒皮肤，用 2% 利多卡因 0.2ml，行穴位皮下局部麻醉，将 3 号铬制羊肠线置入 12 号穿刺针的针管内，从局麻点刺入皮下 1~1.5 寸，使局部产生酸、胀、麻感，然后边推针心边退针，将羊肠线埋入穴位。30 天埋线 1 次。治疗 1~3 次。

【**适应证**】脾虚湿蕴型溃疡性结肠炎。

【**出处**】《湖北中医杂志》2000，22（1）：50.

综合评按：本病属于中医学“泄泻”“休息痢”等范畴，病变部位多在远端结肠，是医学界公认的难治疾病之一，其病情缠绵难愈，易复发，且有癌变倾向，治疗上有较大难度。中医药充分运用辨病与辨证相结合，采取个体化的治疗方案，在临床治疗中具有疗效明显、复发率低和毒副作用小的良好疗效。中医外治法亦以中医学整体观念和辨证论治思想为指导原则，审证求因、审因论治，运用不同方法将药物或手法、器具等施于皮肤、孔窍、腧穴等部位，发挥疏通经络、解毒化瘀等作用，使失去平衡的脏腑阴阳得以重新调整和改善，从而促进机体功能的恢复，以达病愈之目的。研究表明，黏膜的修复、病灶的消除取决于病变部位的药物浓度与局部活化程度。局部药物浓度高则活化程度高，病灶消除与黏膜修复越快越彻底。同时，我国 UC 患者的病变部位大多在左半结肠及直肠部位，因此运用中药栓剂及灌肠、穴位贴敷等局部治疗可望提高疗效。

第九节　便秘

便秘指由各种原因引起的，以排便间隔时间过长或大便干结难解为主要临床表现的病症。西医学对本症的治疗多采用对症治疗，多用泻剂，而中医药对便秘的治疗有西医学无可比拟的优势，特别是中医外治法，因其疗效显著，无毒副作用，成为各医家研究的重点。

1. 临床诊断

在过去的12个月中，持续或累积至少12周并有下列2个或2个以上症状：① 4次大便至少一次是过度用力；② 4次大便至少一次感觉排空不畅；③ 4次大便至少一次为硬便或颗粒状；④ 4次大便至少一次有肛门直肠梗阻感或阻塞感；⑤ 4次大便至少一次需手法帮助；⑥每周大便次数少于3次，日排便量小于35g。不存在稀便，也不符合肠易激综合征的诊断标准。

2. 中医分型

（1）实秘

①肠胃积热型：大便干结，腹胀、腹痛，伴见面红身热，口干口臭，心烦不安，小便短赤。舌红苔黄燥，脉滑数。

②气机郁滞型：大便干结，或不甚干结，欲便不得出，或便而不畅，肠鸣矢气，腹中胀痛，伴见胸胁满闷，嗳气频作，饮食减少。舌苔薄腻，脉弦。

③阴寒积滞型：大便艰涩，腹痛拘急，胀满拒按，胁下偏痛，伴见手足不温，呃逆呕吐。舌苔白腻，脉弦紧。

（2）虚秘

①气虚：粪质并不干硬，也有便意，但临厕排便困难，需努挣方出，挣得汗出短气，便后乏力，体质虚弱，面白神疲，肢倦懒言。舌淡苔白，脉弱。

②血虚：大便干结，排出困难，伴见面色无华，心悸气短，健忘，口唇色淡。舌淡苔白，脉细。

③阴虚：大便干结，如羊屎状，伴见形体消瘦，头晕耳鸣，心烦失眠，潮热盗汗，腰酸膝软。舌红少苔，脉细数。

④阳虚：大便或干或不干，皆排出困难，伴见小便清长，面色㿠白，四肢不温，腹中冷痛，得热痛减，腰膝冷痛。舌淡苔白，脉沉迟。

一、药物外治法

（一）敷药法

处方 086

大承气加术散：大黄、芒硝、厚朴、白术各 15g。

【用法】上药共研成散剂，每次取 25g，调醋 10ml 敷脐，每天 1 次，每次敷脐时间不少于 4 小时。

【适应证】肠胃积热型实秘。

【注意事项】中药过敏者禁用。

【出处】《湖南中医杂志》2003，19（5）：35.

处方 087

大黄散。

【用法】大黄 2g，加适量蜂蜜调成糊状敷于神阙穴，用伤湿止痛膏固定，每天换药 1 次，10 天为 1 个疗程，疗程间隔 1~3 天后进行下一个疗程。

【适应证】各型便秘。

【注意事项】中药过敏者禁用。

【出处】《中国民间疗法》2000，8（11）：26.

处方 088

大黄、决明子、山楂、神曲、厚朴各 20g。

【用法】共研粉末，用蜂蜜调成糊状敷贴于脐上。

【适应证】胃肠积热、气机郁滞型便秘。

【注意事项】中药过敏者禁用。

【出处】《中国针灸》2002，22（8）：540-541.

（二）灌肠法

处方 089

当归、黄芪、枳实、厚朴、太子参、桃仁、麦冬、柏子仁、制首乌、肉苁蓉各 15g。

【用法】上药水煎，去渣，过滤得 200~300ml，保留灌肠。

【适应证】结肠蠕动缓慢型便秘。

【出处】《北方药学》2020，17（1）：171-172.

处方 090

大承气汤：厚朴 15g，枳实 9g，大黄（后下）15g，芒硝（兑入）9g，桃仁 9g，生地 10g。

【用法】上药水煎去渣，取药液 200ml 装入空输液瓶中，用时将药液瓶泡温水加热至 37~41℃，通过输液装置缓慢滴入直肠，滴速 60~120 滴/分钟。灌入肠道后尽量控制不排大便，使药液在肠道保留 30 分钟以上，以利于药物有效成分被充分吸收。如不能排尽，2 小时后再取药液 200ml，同法保留灌肠 1 次。

【适应证】肛肠病术后肠胃积热型便秘。

【出处】《中医外治杂志》2012，21（4）：20-21.

（三）塞药法

处方 091

细辛、皂角等份，共研细末。

【用法】用蜂蜜调细末注肛。

【适应证】各型严重便秘。

【注意事项】中药过敏者禁用。

【出处】《中国中西医结合消化杂志》2002，10（5）：23-24.

处方 092

黄芪、升麻、枳壳、石榴皮各 20g。

【用法】上药共研细末，加基质制成栓剂，纳肛。

【适应证】气虚型便秘。

【注意事项】中药过敏者禁用。

【出处】《中医药临床杂志》2002，（3）：18.

二、非药物外治法

（一）穴位埋线法

处方 093

天枢、大横、上巨虚穴。

【操作】穴位选取天枢透大横、上巨虚。选用 2 号羊肠线，严格无菌操作，用 5ml 注射器抽取 2% 利多卡因注射液做穴位皮下封闭。以持针器夹住带羊肠线的大号三角缝合针，从天枢刺入，穿过穴位下方皮下组织，从大横穿出，紧贴皮肤剪断两端线头，然后以消毒纱布块敷盖，轻揉两穴位中点，使肠线埋入皮下组织，胶布固定。上巨虚穴用 12 号穿刺针，从前端放入 2 号羊肠线 1.5cm，从尾端插入针芯，刺入穴位，得气后，边推针芯、边退针管，将羊肠线注入穴位皮下，加压包扎。2 个月 1 次。

【适应证】气虚、阳虚型便秘。

【注意事项】过于疲劳、精神高度紧张、饥饿者不宜埋线；年老体弱者尽量采取卧位。

【出处】《中国针灸》2002，22（8）：540.

处方 094

天枢、足三里（双）、大肠俞（双）。

【操作】以上穴位按埋线常规操作，分别埋入药线，治疗后休息 10 分钟，嘱患者 3 天内每天自行按压埋线处 3~4 次，每次 3~5 分钟，以加强穴位刺激。

【适应证】各型便秘。

【出处】《世界中西医结合杂志》2018，13（7）：1271-1274.

（二）针刺法

处方 095

双侧丰隆、天枢，左侧水道、归来、外水道、外归来。

【操作】取双侧丰隆、天枢，左侧水道、归来、外水道、外归来，并随症加减。首先针刺双侧丰隆穴，直刺进针约1寸，施捻转提插泻法，应重泻；继而针刺双侧天枢穴，施提插泻法；再针刺水道、归来、外水道及外归来。留针30~40分钟，施术1次。

【适应证】各型便秘。

【注意事项】过于疲劳、精神高度紧张、饥饿者不宜针刺；年老体弱者针刺应尽量采取卧位。取穴宜少，手法宜轻。

【出处】《吉林中医药》2005，5（9）：44.

处方 096

内关、照海。

【操作】针刺内关、照海，强刺激或以患者能耐受为度，留针1小时左右，每10分钟运针1次，隔日1次。

【适应证】阴虚、阳虚型便秘。

【注意事项】过于疲劳、精神高度紧张、饥饿者不宜针年老体弱者针刺应尽量采取卧位。手法宜轻。

【出处】《四川中医》2002，20（8）：76.

处方 097

足三里、天枢、大肠俞、支沟、上巨虚、大横、合谷。

【操作】取毫针（直径为0.3mm），刺入深度控制为15~30mm，应用平补平泻手法，针刺后留针30分钟，同时每隔一段时间行针1次，具体间隔时间根据患者耐受程度，可控制为10分钟。

【适应证】术后便秘。

【出处】《光明中医》2018，33（14）：2081–2083.

处方 098

殷门穴。

【操作】取殷门穴，快速进针，捻转得气。加电针，强度为3Hz，电压为2~4V，以患者能耐受为度，10分钟后中止电针，留针10分钟后再以相同强度用针10分钟。每天治疗1次，7天为1个疗程。

【适应证】术后便秘。

【出处】《中国针灸》2013，23（5）：282.

（三）耳穴贴豆法

处方 099

耳穴：大肠、腹、直肠、皮质下穴。

【操作】用探棒在所选穴区找到敏感点，用胶布将王不留行籽贴于敏感点上，嘱患者每天按压 4~5 次，每次 5 分钟。每次取 1 侧耳郭穴位，隔日更换另 1 侧。10 次为 1 个疗程。

【适应证】各型便秘。

【出处】《中国民间疗法》2005，13（10）：20-21.

处方 100

耳穴主穴：直肠下段、大肠、交感。配穴：三焦、肺、小肠。

【操作】两侧耳穴交替使用，用胶布将王不留行籽贴于敏感点上，嘱患者每天自行按压贴药部位，6 天为 1 个疗程。

【适应证】各型便秘。

【出处】《中国民间疗法》2003，11（4）：20-21.

处方 101

实秘取大肠、直肠下段、便秘点、交感、肺、肝胆穴；虚秘取脾、胃、肾、大肠、直肠下段、皮质下、便秘点等穴。

【操作】用胶布将王不留行籽贴于敏感点上，逐穴揉压 5~10 分钟，每天揉压 2~4 次，3 天为 1 个疗程。3 天后仍便秘者可换贴另一侧耳穴。

【适应证】各型便秘。

【出处】《中国针灸疗法》2002，10（7）：15.

（四）闪罐法

处方 102

水道、腹结、大横、天枢、神阙、大肠俞。

【操作】选用中号或大号玻璃火罐，采用闪罐法依次拔上述诸穴，每天治疗 1 次，10 次为 1 个疗程。

【适应证】阴寒积滞型便秘。

【出处】《中国针灸》2002，22（8）：541.

（五）点刺放血法

处方 103

双侧商阳穴。

【操作】取双侧商阳穴，常规消毒后，用三棱针快速点刺。实热便秘者出血量以10~20滴为宜；气虚、虚寒便秘者出血量以5滴为宜。

【适应证】实热、气虚、虚寒型便秘。

【出处】《中国针灸》1998，18（4）：218.

（六）皮内针疗法

处方 104

左侧腹结穴。

【操作】取左侧腹结穴，针尖对准腹正中线，横向将针刺入皮内约5mm，再继续刺入12mm，手压针柄以针尖不再翘起为宜。气温低时，可持续留置3~7天；高温天气，留置1~2天。留针期间经常按压埋针处，一般可按压3~4次，每次1~2分钟，以加强刺激量为宜。

【适应证】各型便秘。

【注意事项】过于疲劳、精神高度紧张、饥饿者不宜应用；年老体弱者针刺应尽量采取卧位，手法宜轻。

【出处】《中国针灸》2002，22（8）：540.

（七）推拿疗法

处方 105

中脘、天枢、大横、背俞穴、八髎穴、长强穴。

【操作】①患者取仰卧位，医者先以轻快的一指禅推法在中脘、天枢、大横穴处操作治疗，每穴约1分钟；再用手掌绕脐顺时针摩腹5分钟，摩腹的力度以患者能忍受为度；最后用揉法揉腹部3分钟。②患者取俯卧位，医者先用轻快的一指禅推法沿脊柱两侧从肝俞、脾俞到八髎往返操作治疗，时间约 10 分钟；然后用轻柔的按、揉法施术于肾俞、大肠俞、八髎、长强穴处，每穴约 1 分钟；接着自上而下推大肠俞至长强这一段，以透热为度；最后按揉双侧足三里各 1 分钟后结束手法治疗。

【**适应证**】肠胃积热、气机郁滞、阴寒积滞型等顽固性便秘。

【**注意事项**】体虚便秘者效果不佳。

【**出处**】《浙江中医杂志》2006，4（11）：644.

综合评按：中医外治法治疗便秘疗效良好，且治疗方法多种多样，疗效肯定，没有毒副作用，与西药或中药口服对照有明显优势。现在许多医家治疗便秘多用大黄、番泻叶、果导片、开塞露等，长期使用会干扰胃肠激素的调节，对胃肠神经丛造成损害，最终对使患者对导泻剂发生依赖性，形成“泻剂结肠”，而中医外治法能很好地避免这些副作用。

第十节　泄泻

泄泻指以大便次数增多，粪质溏薄或完谷不化，甚至泻出如水样为临床特征的病证。本病多由外邪入侵、脏腑功能失调、情志影响以及饮食内伤等原因，致使清浊不分、水谷混杂，病及大肠而成。西医学的结肠炎、克罗恩病、肠结核、肠易激综合征以及胆囊炎术后、肿瘤患者应用化疗药物后产生的腹泻、妇女月经期的腹泻、小儿腹泻及腹泻等均可归入“泄泻”范畴。

中医分型

（1）肝郁脾虚型：腹痛即泻，泻后痛减，急躁易怒，发作常和情绪有关，伴身倦乏力，两胁胀满，纳呆泛恶。舌淡胖，也可有齿痕，苔薄白，脉弦细。

（2）脾虚湿盛型：大便溏泄，腹痛隐隐，劳累或受凉后发作或加重，伴神疲纳呆，四肢倦怠。舌淡，边可有齿痕，苔白腻，脉虚弱。

（3）脾肾阳虚型：腹痛即泻，甚如清水状，可在晨起时发作，伴腹部冷痛，得温痛减，形寒肢冷，腰膝酸软，不思饮食。舌淡胖，苔白滑，脉沉细。

（4）脾胃湿热型：腹痛泄泻，泄下急迫或不爽，大便臭秽，伴胸闷不舒，渴不欲饮，口干口苦，甚或口臭。舌红，苔黄腻，脉滑。

（5）寒热错杂型：大便溏泄不定，腹胀肠鸣，伴口苦口臭，畏寒，受凉则发。舌质淡，苔薄黄，脉弦细或弦滑。

一、药物外治法

（一）灌肠法

处方 106

四君子汤合葛根黄芩黄连汤加减：党参 15g，白术 15g，茯苓 15g，葛根 15g，黄芩 15g，黄连 15g，甘草 6g。

【用法】水煎取 300ml，保留灌肠。联合柳氮磺胺吡啶口服。

【适应证】脾虚湿盛型泄泻。

【出处】《中外医学研究》2016，14（1）：141–143.

处方 107

败酱草合剂：败酱草 30g，白矾 10g，黄芩 10g，白及 15g。

【用法】上药水煎，取中药煎剂 50ml 保留灌肠，每天 1~2 次，1 个月为 1 个疗程。

【适应证】脾胃湿热型泄泻。

【出处】田振国 .《大肠炎性疾病的诊断与治疗》辽宁科学技术出版社 .

（二）敷药法

处方 108

溃结宁膏（炮附子 10g，细辛 5g，丁香 5g，白芥子 5g，延胡索 10g，赤芍 15g，生姜 10g 等）。

【用法】将溃结宁膏制成 2cm × 2cm × 0.2cm 大小的贴膏，贴于命门、天枢、上巨虚、足三里、关元等穴，每次贴敷 4 小时，隔日 1 次，疗程 60 天。

【适应证】脾肾阳虚型溃疡性结肠炎泄泻。

【出处】《中国针灸》2013，33（7）：577–581.

处方109

木香、吴茱萸、肉桂。

【用法】上药各自研末，按3∶2∶2比例组合，用鲜姜汁调匀，外敷于脐部，8小时后去除。每天1次，3周为1个疗程。联合内服中药使用。

【适应证】脾肾阳虚型慢性泄泻。

【出处】《山西中医》2014，30（3）：32.

处方110

丁香、肉桂、白芍、炮姜等份。

【用法】上药研细末，用凡士林调成膏，取黄豆粒大小，用C型腹泻贴贴于脐部。每次8小时，每日1次。联合口服中药使用。

【适应证】肝郁脾虚型泄泻。

【出处】《光明中医》2015，30（3）：548–550.

处方111

丁香粉、肉桂粉。

【用法】上药按1∶1比例混合备用。每次取3g，用食醋调匀敷脐（神阙穴），用纱布盖贴。每天1次，10次为1个疗程。

【适应证】脾肾阳虚型泄泻。

【出处】《西藏医药杂志》2008，29（2）：22–23.

处方112

加味葛根芩连汤：葛根、黄芩各10g，黄连、甘草各6g。

【用法】将上药研末，加适量黄酒制成药饼，贴敷于患儿神阙穴以及双侧脾俞穴上。每次4~6小时，每天1次，连续3天。

【适应证】小儿湿热型泄泻。

【出处】《中国中西医结合儿科学》2015，7（4）：376–377.

处方113

肉豆蔻60g，补骨脂120g，五味子60g，吴茱萸30g。

【用法】上药研末，每次取30g装入纱布袋内，敷盖在肚脐上用布带束腰固定，3日换药1次。

【适应证】术后脾肾阳虚型泄泻。

【出处】《山西中医》2014，30（3）：32.

处方114

白胡椒、苍术、丁香各等份。

【用法】上药研末，置麝香壮骨膏上，外贴脐部，2天换药1次，3次为1个疗程。

【适应证】术后小儿脾肾阳虚型腹泻。

【出处】张奇文.《实用中西医儿科诊疗手册》山东科学技术出版社.

处方115

痛泻宁贴膏

【用法】选足三里、脾俞为第1组穴位，天枢、大肠俞为第2组穴位。交替使用。以痛泻宁贴膏贴于穴位，6小时后揭去，每天1次，30天为1个疗程。

【适应证】脾胃湿热型泄泻。

【出处】《中国针灸》2002，22（5）：312.

（三）综合疗法

处方116

苍术、白术、川椒各等份。

【操作】上药研细末，兑入香油调为糊状，敷脐中，外加敷料固定。8~12小时换药1次，每天2次。推拿宜健脾益气，温中止泻。补脾土，补胃经，板门推向横纹，揉足三里，推三关，平肝木，揉百会，顺运内八卦，推四横纹，运土入水，补大肠，上推七节，揉龟尾。久泻不止者加按揉百会。

【适应证】脾虚型小儿泄泻。

【出处】《四川中医》2012，30（11）：36-37.

处方 117

干姜、艾叶、小茴香各 20g，川椒 15g，鲜生姜 30g。

【用法】脐部敷药可取干姜、艾叶、小茴香各 20g，川椒 15g，研细末；鲜生姜 30g，捣烂拌上药纳纱布袋中，敷脐，上置热水袋，昼夜连续，5 天为 1 个疗程。推拿宜补脾温肾，温阳止泻。补肾水，补脾土，板门推向横纹，推三关，揉外劳，揉神阙，顺运内八卦，推四横纹，揉百会，揉一窝风，利小肠，揉二人上马，运土入水，补大肠，上推七节，揉龟尾。久泻不止者加按揉百会。

【适应证】脾肾阳虚型小儿泄泻。

【出处】《四川中医》2012，30（11）：36–37.

（四）足浴法

处方 118

艾叶 15g，白胡椒 9g，透骨草 9g。

【用法】每天 1 剂，水煎 200ml，温洗患儿双足，每天 3 次，一般连续使用 2~3 天。

【适应证】脾虚湿盛型泄泻。

【出处】《赤脚医生杂志》1978，（5）：9.

处方 119

鲜葎草 500g。

【用法】上药加水 2000ml，煎沸 20 分钟，去渣，取药液倒入木盆内，浸泡双足，每天 1 剂，早、晚各 1 次，每次 30 分钟。10 天为 1 个疗程，至痊愈为止。

【适应证】术后各型慢性泄泻。

【出处】《双足与保健》2006，（3）：16–18.

（五）穴位注射法

处方 120

黄芪注射液。

【用法】按穴位注射法常规操作，天枢、大肠俞各注入药液 1ml，足三里注入药液 0.5ml，隔天 1 次，10 天为 1 个疗程，2 个疗程间休息 4 天。

【适应证】各型泄泻。

【出处】《实用中医药杂志》2005，2（10）：221.

二、非药物外治法

（一）针灸疗法

处方 121

脾俞、胃俞、气海、关元、足三里、肾俞、命门、中脘、天枢、上巨虚、下巨虚、止泻穴、太冲、行间、曲池、内庭、阴陵泉。

【操作】穴位局部皮肤行常规消毒，脾俞、胃俞、气海、关元、足三里、肾俞、命门、中脘、天枢、上巨虚、下巨虚、止泻穴等施提插捻转补法，并用温针疗法；太冲、行间、曲池、内庭、阴陵泉施提插捻转泻法。隔日 1 次，5 次为 1 个疗程，共治疗 2 个疗程。

【适应证】脾胃阳虚型泄泻。

【出处】《中国针灸》2001，21（2）：67.

处方 122

气海、关元、神阙、天枢、足三里、脾俞、命门、太冲。

【操作】穴位局部皮肤行常规消毒，以 6 寸芒针取气海、天枢、关元，轻捻缓进，刺入 4 寸左右，捻转补法，以针感放散至整个小腹为准。以毫针刺入足三里 2~3 寸，使针感向上传导至腹部；脾俞、命门均针入约 1.5 寸，施捻转补法；太冲向涌泉针刺 1~1.5 寸，施泻法。留针 3 分钟，出针后神阙隔姜灸 10~20 壮，以皮肤潮红为度，并在足三里施治温和灸 15 分钟。每天 1 次，10 次为 1 个疗程，疗程间隔 3 天。

【适应证】各型泄泻。

【出处】《江西中医药》1999，30（6）：40.

处方 123

神阙、气海、天枢、足三里等穴。

【操作】取上述穴位，用艾灸施温和灸，艾条以距皮肤 5cm 为宜，以局部皮肤潮红为度，每次 30 分钟，每天 1 次，连续 10 天。配合口服中药。

【适应证】脾虚湿盛型泄泻。

【出处】《湖南中医杂志》2011，（3）：17–18.

（二）推拿法

处方 124

手阴阳、脾经、大肠经等。

【操作】采用健脾和胃、利湿止泻为基本治则，分手阴阳、补脾经、补大肠、运土入水、推三关、揉足三里、推上七节骨、捏脊。寒湿泻加按神阙穴，湿热泻以清大肠、退六腑、清天河水为主，伤食泻清大肠、揉中院。呕吐者加揉内关，久泻不愈加补肾经、揉百会，易惊者平肝。

【适应证】各型小儿泄泻。

【出处】《中医儿科杂志》2009，5（2）：48–49.

综合评按：泄泻是指大便稀薄，甚至水样，次数增多的病证。对于泄泻的治疗，外治法相比于内治法具有应用广泛、副作用小等优点。外治法治疗泄泻历史悠久，早在《素问》中有记载。吴师机在《理瀹骈文》中载有“外治之理即内治之理，外治之药亦即内治之药，所异者，法耳”的论述。外治部位大多选择的是脾胃经、大小肠经或任脉、督脉穴位，通过调节自身功能，来提高身体的抗病能力，尤其对于小儿泄泻，外治法解决了小儿服药难的问题，避免了呛咳的发生，家长、患儿均易接受。较西医学来说节省了医疗资源，又避免了过度治疗，减轻了抗生素带来的毒副作用。

第十一节　肛门失禁

肛门失禁又称大便失禁，是指由各种原因引起的肛门自制功能紊乱，以致患者不能随意控制粪便和不能在适合的时间、地点排便。肛门失禁是一种症状描述而非疾病诊断，包括不自主地排出气体、液体粪便、固体粪便和便急等症状。其分为不完全性和完全性两种：不完全性肛门失禁指肛门能控制固体粪便，但不能控制液体粪便和气体；完全性肛门失禁指肛门失去控制气体、液体粪便、固体粪便的功能。

临床诊断

（1）肛管直肠测压：检测指标包括肛管静息压、内括约肌长度、肛管直肠容积、直肠肛管抑制反射等。

（2）肌电图、阴部神经刺激试验：肛门失禁与肌组织病变和神经病变都有关，肌电图、阴部神经刺激试验是肛肠动力学研究不可缺少的一部分。肌电图鉴别神经性排便失禁，此时动作电位呈多阶梯状，肌纤维密度增加。多电极检测可判断括约肌损伤部位。阴部神经刺激试验是通过刺激骶 2~ 骶 4 神经检测潜伏间期，潜伏间期延长提示存在神经病变。

（3）排粪造影：排粪造影是对模拟排便行放射学检测，可观察盆底肌肉功能、会阴下降、肛直角等，可发现直肠占位、套叠、溃疡等病变。用力时能保留注入的全部钡剂可确定为节制，不自主漏出钡剂是失禁的可靠指标。

（4）磁共振成像（MRI）：磁共振成像检查可对肛门括约肌进行矢状面、斜面、冠状面扫描，并且可清晰地显示内、外括约肌的松弛、紊乱、缺损等病变。

一、药物外治法

（一）熏洗法

处方 125

五倍子 10g，徐长卿 10g，枯矾 5g，煅龙骨 10g，煅牡蛎 10g。

【用法】上药先用凉水浸泡半小时，大火烧开后，改用小火煎煮 5 分钟，先熏后洗。

【适应证】各型肛门失禁。

【注意事项】防止温度过高烫伤皮肤。

【出处】庞国明．《当代中药外治临床大全》中国中医药出版社．

（二）坐浴法

处方 126

明矾 15g，石榴皮 10g，五味子 5g，乌梅 10g，甘草 8g，红花 10g，金樱子 15g，防风 10g，乳香 10g，葱白 10g，韭菜 10g。

【用法】上药水煎取 500ml，待药液温度适宜后行坐浴，每天 1~2 次，每次 20~30 分钟。

【适应证】肛门松弛、直肠脱垂所致的肛门失禁和脾肾亏虚、肌肉张力减退、后阴开合失司引起的肛门失禁。

【出处】韩宝，张燕生．《中国肛肠病诊疗学》北京大学医学出版社．

二、非药物外治法

针刺法

处方 127

主穴：次髎、中髎、下髎。配穴：百会、太溪、三阴交、肾俞、脾俞。

【操作】次髎、中髎、下髎穴，3 寸针入骶后 2.5 寸。下针有落空感后行捻转补法，使患者有麻胀、温热感，并向肛门或会阴处放射。百会沿皮下向前刺，低频率、小幅度均匀地行提插捻转，操作 0.5~1 分钟。三阴交、太溪、肾俞各直刺 1~1.5 寸，脾俞直刺 0.5~1 寸，得气后施以补法。次髎、中髎、下髎配合电针，用疏密波，频率 2~15Hz，刺激强度以患者舒适为准。每天 1 次，留针 30 分钟，10 次为 1 个疗程，治疗 2 个疗程。

【适应证】无括约肌损伤的神经源性肛门失禁，或特发性肛门失禁。

【出处】《时珍国医国药》2016，27（2）：480–481.

综合评按：肛门失禁是肛肠疾病中对患者身体、心理和经济均产生沉重负担的疾患之一。虽然有多个手术方案可选择，但是一些手术措施虽然具有初始效果，随着时间的推移，远期效果并不是特别理想。总之，对于肛门失禁的治疗，尽管研究者正在努力研究，但目前还没有完美的手术治疗方案，改善肛门自制的道路依旧任重而道远。今后的治疗中还需遵循以下原则：及时正确地处理肛门直肠损伤以保证排便功能；在急救手术时，须彻底清创，清除失去生机的组织；对伤后8小时内污染不严重者，可做一期括约肌修补缝合术；术后如有感染，应及时切开引流；对创伤污染严重，括约肌受损较重者，应做暂时性腹部结肠造口术，以利创伤的修复；女性患者产时要特别注意防止会阴损伤，如有会阴重度撕裂伤，要及时进行清创缝合或修补手术；对痴呆、中风等神失所主导致的大便失禁者，要注意生活调理，用卫生棉条或气囊导尿管置入肛内，定时置换以引流粪便，防止污染。注意饮食均衡规律，增加膳食中食物纤维的含量，避免刺激性食物，控制油腻及产气食物的摄入。除此之外，还需重视肛肠疾病的治疗：①肛门先性畸形者，在做修复成形术时，应重视原有肛门括约肌的利用，特别是肛管直肠环的重建。②高位肛瘘手术时，应注意保留肛管直肠环的完整性，不能将括约肌横形或斜形切断。对多发肛瘘要施行挂线治疗或开窗留桥术，不应同时切开。③内痔注射时，部位要选准，药量要适中，深浅要适宜，防止因严重感染而引起大便失禁。④对环状混合痔，要留足皮肤桥和黏膜桥，切记不要做环切，以免造成失禁和肛门狭窄。

第十二节　肠易激综合征

肠易激综合征（IBS）是一种常见的与精神因素相关的慢性肠功能紊乱性疾病，以腹痛或腹部不适，伴排便习惯及大便性状改变为主要临床特点。肠易激综合征属于中医的“便秘”“腹痛”“泄泻”和“郁证”范畴。此病的病位在肠，其病因与患者存在肝脾不和、脾胃虚弱或脾肾阳虚等因素有关，其中与肝脾不和的关系最为密切。

1. 临床诊断

IBS的典型症状根据其类型的不同主要包括腹痛、腹泻、便秘等。可以合并上消化道症状如烧心、早饱、恶心、呕吐等，也可有其他系统症状如疲乏、背痛、心悸、呼吸不畅、尿频、尿急、性功能障碍等。部分患者伴有明显的焦虑、抑郁倾向。常无特异性临床体征。

2. 中医分型

（1）肝郁脾虚型：腹痛即泻，泻后痛缓，发作与情绪波动有关，伴见肠鸣矢气，胸胁胀满窜痛，腹胀不适。舌淡红或淡暗，苔薄白，脉弦细。

（2）脾胃虚弱型：餐后大便溏泄，畏生冷饮食，伴见腹胀肠鸣，易汗出，食少纳差，乏力懒言。舌质淡，或有齿痕，苔白，脉细弱。

（3）脾肾阳虚型：黎明即泻，腹部冷痛，得温痛减，伴见腰膝酸软，大便或有不消化食物，形寒肢冷。舌质淡胖，边有齿痕，苔白滑，脉沉细。

（4）大肠湿热型：腹痛即泻，泻下急迫或不爽，伴见脘腹不舒，渴不欲饮，口干口黏，肛门灼热。舌红，苔黄腻，脉滑数。

一、药物外治法

（一）涂擦法

处方 128

组方：茯苓 40g，干姜 30g，附子（先煎）、炙甘草、益智仁、菟丝子各 15g，胡芦巴 10g。上药混合加白酒 100ml 浸泡 1 周后取滤液备用。取穴：双侧脾俞、大肠俞、肝俞、肾俞、上巨虚、下巨虚、足三里。

【用法】蘸取适量药液涂敷患者双侧脾俞、大肠俞、肝俞、肾俞、上巨虚、下巨虚、足三里穴处，先后行按揉法、扪法及捏法。

【适应证】脾肾阳虚型肠易激综合征。

【出处】《陕西中医》2010，31（12）：1652-1654.

（二）灌肠法

处方 129

黄术灌肠液：大黄 15g，黄芩 15g，黄连 15g，黄芪 15g，白术 15g。

【用法】水煎、过滤、灭菌，取液 100ml，行保留灌肠，每晚 1 次。

【适应证】大肠湿热型肠易激综合征。

【出处】《人民军医》2010，53（12）：930-931.

处方 130

水疗 2 号方：大黄 5g，枳实 l0g，木香 10g，茯苓 15g，黄连 5g，槐花

15g，地榆10g，冰片3g，赤芍15g，丹参15g，丹皮10g。

【用法】每天1剂，水煎成200ml，备用。先用无菌纯净温水（38~42℃）35~45L。嘱患者排空大小便，取左侧卧位，双腿收向胸前。将一次性专用探头套上外管插入肛门6~8cm后，在进管的同时轻轻将内管送入，同时灌水冲洗，排水时停止进管。如此反复，将内管送进60~80cm，灌注冲洗时间为30分钟。结肠冲洗干净后，用适温的生理盐水1000ml再次冲洗10分钟，最后将中药液经内管注入结肠深部。并嘱患者回病房卧床休息，同时抬高臀部10cm后交替取左、右侧卧和平卧3种体位1小时。每天水疗1次，7天为1个疗程。

【适应证】便秘型肠易激综合征。

【出处】《广西中医学院学报》2007，10（1）：16-17.

（三）敷药法

处方131

四黄水蜜治疗膏（大黄30g，黄芩30g，黄连30g，黄柏30g，磨成细粉末，加入温开水和蜜糖，调成相当于患者巴掌大小的黏膏）。

【用法】外敷患者腹部疼痛最明显处。

【适应证】大肠湿热型肠易激综合征腹痛。

【出处】《实用临床医学》2009，10（8）：12-13.

（四）综合疗法

处方132

肠宁合剂（自拟）：柴胡10g，白术20g，山药15g，炙甘草6g，白芍15g，陈皮10g，防风6g，乌梅10g，干姜10g，黄芩10g。腹痛、腹胀甚者加木香、枳壳、佛手、延胡索；腹泻甚者加茯苓、白扁豆；便秘者加槟榔、郁李仁；大便黏液多者加苍术、厚朴。

取穴：脾俞、肝俞、内关、中脘、天枢、足三里、阳陵泉、太冲。

【用法】汤剂水煎服，1次煎取200ml，每天2次，14天为1个疗程。针刺：患者取俯卧位，皮肤常规消毒，先针脾俞、肝俞，直刺1寸，施捻转泻法1分钟，然后出针。然后取仰卧位，内关直刺1寸左右，采用捻转提插复式泻法，施术 1 分钟，使针感传向指端，再针刺中脘、天枢、足三里、阳陵泉、太冲，用平补平泻法，得气后留针 30 分钟，每天 2 次，14 天为 1 个疗程。

【适应证】各型肠易激综合征。

【出处】《实用中医药杂志》2012，28（2）：102-103.

（五）隔药灸

处方 133

山药、白术、茯苓、丁香、五倍子等，混合超微粉碎，密封备用。

【操作】先以温开水调面粉成圆饼状（直径约 8cm，厚约 2m），面饼的周边高出 1cm，面饼中间挖一圆孔，大小略大于患者脐孔（直径约 2cm），备用。制备艾炷，做成的艾炷直径约 2cm，高约 2cm，以燃烧 20 分钟为宜。令患者取仰卧位，充分暴露脐部，将面圈置于脐部，使肚脐与面圈的孔对齐，然后取上述药末适量（8~10g），将肚脐塞满、塞实，用艾炷置于药末上，点燃艾炷。待艾炷完全燃尽，更换艾炷。连续施灸 6 壮，约 2 小时。施灸结束后用医用胶布固封脐中药末，1 天后自行揭下，并用温开水清洗脐部。每周治疗 2 次，4 周为 1 个疗程，治疗 1 个疗程，随访 1 个月。

【适应证】脾胃虚弱型肠易激综合征。

【出处】《上海针灸杂志》2011，3（8）：517-519.

二、非药物外治法

针刺法

处方 134

针刺足厥阴肝经穴位，选穴：行间、太冲、蠡沟、中都、曲泉、章门、期门。

【操作】针刺手法采用子午捣臼法。子午捣臼法：下针得气后，将针上下提插，三进二退，如此三度，计为九入六出。在进针时分三部，每部紧按慢提；退针时分二部，每部紧提慢按。同时，在紧按慢提时，结合左转针；在紧提慢按时，结合右转针。每天 1 次，每次留针 20 分钟，每周治疗 5 天，周末休息。共治疗 8 周。

【适应证】肝郁脾虚型腹泻型肠易激综合征。

【出处】《广州中医药大学学报》2020，37（2）：279–284.

处方 135

百会、印堂、足三里、天枢、三阴交、上巨虚、太冲穴。

【操作】穴位皮肤消毒，选用一次性无菌针灸针对患者的上述穴位进行针刺。共留针 30 分钟，每 10 分钟行针 1 分钟。每天治疗 1 次，每周治疗 3 次，治疗 4 周为 1 个疗程。

【适应证】肝郁脾虚型腹泻型肠易激综合征。

【出处】《当代医药论丛》2019，17（19）：43–45.

处方 136

头针：头部区、神经区（头部区和神经区分别在下颚中切牙齿龈下方口腔前庭黏膜处和上腭中切牙间齿龈上方口腔前庭黏膜处）。

【操作】选用 0.3mm × 10mm 华佗牌针灸针，患者仰卧或正坐，上、下唇之间垫以纱布，患者处于半张口状态，针尖与黏膜呈 15° 角快速刺入 1 寸左右，予以轻微捻转手法，待得气后留针 15 分钟，每天 1 次。治疗 1 周为 1 个疗程。

【适应证】各型肠易激综合征。

【注意事项】治疗期间停用其他药物，忌生冷、辛辣、油腻等食物。

【出处】《医学理论与实践》2015，28（19）：2640–2641.

处方 137

头针：胃区（相当颞叶在头皮上的投影，从瞳孔直上发际处为起点，向上引平行于前后正中线的 2cm 长的直线）和肠区（在头前部，从胃经头维穴内侧 0.75 寸起向下引一直线，长约 2cm）。

【操作】选用直径 0.35mm、长 40~75mm 毫针，针与头皮呈 30° 角快速将针刺入皮下，当针达到帽状腱膜下层时，指下感到阻力减小，此时继续刺入达到该区的应有长度，然后运针，只捻转不提插，每分钟捻转 200 次以上，进针后捻转 2~3 分钟，留针 5~10 分钟，每天 1 次。

【适应证】脾肝郁虚型肠易激综合征。

【出处】《中国针灸》2011，31（7）：1203-1206.

处方 138

眼针：下焦区、大肠区、脾区。肝气乘脾证加肝区，脾胃虚弱证加胃区。

【操作】在相应眼穴区距眶内缘 2mm 眼眶处平刺，由该区始点向该区终点方向刺入 5mm，肝区行泻法，余穴区行捻转补法，留针 20 分钟，留针 10 分钟时采用刮针法刮针柄 10 次，起针时按压针孔。

【适应证】肝气乘脾、脾胃虚弱型肠易激综合征。

【出处】《中医杂志》2011，52（14）：1203-1206.

综合评按：中医外治疗法治疗 IBS 的疗效已被初步证实，且通过内病外治、整体调理的方法能有效地降低该病的复发率，提高患者依从性，为临床治疗 IBS 提供了更多选择。但我们亦应该看到，目前相关文献报道存在较多问题，尚缺乏大样本、多中心、随机、对照的前瞻性研究；报道多以临床观察为主，对治疗方法作用机制的探讨有待深入；辨证分型及评价标准不统一，使研究结果缺乏说服力。2010 年编写的《肠易激综合征中医诊疗共识意见》虽有提及中医外治疗法在 IBS 治疗中的运用，但未明确提出各个不同证型适用的具体治疗方法。所以进一步开展中医外治疗法治疗 IBS 的大样本、多中心、随机、对照的前瞻性研究，深入阐释其作用机制，并制定关于 IBS 中医外治疗法的共识意见，对提高中医外治疗法治疗 IBS 的临床疗效有重要意义。

西医学根据肠易激综合征患者的临床症状将此病分为便秘型肠易激综合征、腹泻型肠易激综合征、混合型肠易激综合征和不确定型肠易激综合征。目前，西医学对肠易激综合征的病因及发病机制尚不完全清楚。但多数观点认为，此病是由于患者存在胃肠动力学改变和内脏感觉异常引起的。同时，精神障碍和饮食不当也是引起此病的主要因素。

第十三节　肛肠病术后并发症

术后出血

肛肠疾病术后出血是肛肠科手术的严重并发症，其发生率约为1%，包括原发性出血和继发性出血。原发性出血：术后12小时内发生的出血称之为原发性出血，多表现为肛门流血，染红敷料，容易发现，多能得到及时处理。继发性出血：多发生在术后7~14天，为痔核坏死脱落损伤血管所致，多表现为隐性出血，因其出血部位较高，一般多在齿线以上，开始出血多流入直肠壶腹，因肛门括约肌的收缩作用，肛门部并不一定见到出血，当出血到一定量时，刺激肠壁，可有阵发性肠鸣及腹痛，便意或矢气感，随着出血量的增加，才有大量鲜红血液或暗红血液及瘀血块排出，多者一次可达数百毫升，且带有腥臭气味，甚至出现休克征象。

药物外治法

（一）敷药法

处方139

槐花加味膏：槐花50g，侧柏叶50g，黄芩30g，蒲公英30g，白及30g，薄荷20g，甘草10g。

【**用法**】每天早晨换药，外敷于伤口处，并嘱患者适量活动，注意卧床休息。

【**适应证**】手术创面渗血及脱线期出血。

【**注意事项**】动脉出血效果不佳。

【**出处**】《湖南中医杂志》2014，30（4）：63-64.

（二）灌肠法

处方 140

1% 明矾水 20~50ml 或康复新液 20~50ml。

【用法】保留灌肠，每天 1~2 次。

【适应证】手术创面渗血的止血、糜烂出血。

【注意事项】动脉出血效果不佳。

【出处】《大肠肛门病外科》2002，8（3）：139–140.

（三）塞药法

处方 141

明矾粉 10g，湿润烧伤膏 5g。

【用法】明矾粉 10g，湿润烧伤膏 5g，搅匀涂抹于敷料上，用止血钳夹止血敷料块缓慢塞入患者肛内，覆盖出血区，包扎、固定，卧床休息。

【适应证】手术创面渗血及脱线期出血。

【注意事项】动脉出血效果不佳。

【出处】《山东医药》2004，（22）：11.

处方 142

锻龙骨 24g，小章丹 12g，松香 18g，海螵蛸 30g，象皮 24g，冰片 3g，煅炉甘石 18g，煅花蕊石 24g。

【用法】将上药研为极细粉末，加用马应龙痔疮膏调和均匀，涂于纱布上，卷曲后塞入肛内，肛外留少许或留线，以利日后取出。

【适应证】手术创面渗血及脱线期出血。

【注意事项】动脉出血效果不佳。

【出处】《中国中医急症》2012，21（2）：101.

处方 143

马勃 15g，丝瓜络 6g，杭白芷 6g，花蕊石 15g，白及 6g，枯矾 12g，陈石灰 6g，冰片 1.5g。

【用法】将上药研为极细粉末，加用马应龙痔疮膏调和均匀，涂于纱布上，卷曲后塞入肛内，肛外留少许或留线，以利日后取出。

【**适应证**】手术创面渗血及脱线期出血。

【**注意事项**】动脉出血效果不佳。

【**出处**】《中国中医急症》2012，21（2）：101.

处方 144

地龙 20g，蜣螂 6 个，荆芥穗 30g，黄蜡 30g。

【**用法**】将上药捣烂或研细末，溶入黄蜡成型，插入肛门中上下滑动。每天数次，至病愈为止。

【**适应证**】内痔术后渗血。

【**注意事项**】用药后 2 小时内尽量不排大便。

【**出处**】刘光瑞.《中国民间草药方选》四川科学技术出版社.

综合评按： 对于肛肠病术后出血的治疗包括全身治疗与局部处理两部分。先稳定患者情绪，如有休克，应及时补充血容量，可先静脉滴注中分子或高分子右旋糖酐、葡萄糖盐水，必要时输全血。对有全身感染者应给予适当的抗生素以控制感染。中医外治法治疗肛肠病术后出血方法种类繁多，且疗法作用时间久，药物吸收更快更好，患者易于接受。但现今相关的临床研究尚在观察阶段，研究方法、评估标准等缺乏统一规范，其起效机制也尚无明确阐述。随着中药药理学的发展，中药外治法在防治痔术后出血方面还有很大的发展空间。

术后水肿

肛肠病术后常见局部发炎、疼痛、水肿、瘙痒等并发症，其中肛缘水肿率高达 30%。肛肠病术后水肿指肛肠病术后创缘或保留皮桥肿胀隆起，是肛肠病手术最常见的并发症，不仅会加重切口疼痛，同时也影响切口的愈合。

一、药物外治法

（一）熏洗法

处方 145

复方黄柏洗剂：黄柏 750g，苦参 500g，生大黄 500g，野菊花 500g，芒硝（冲）500g，冰片（冲）100g，五倍子 250g，白芷 250g。

【用法】上药水煎，每次取药液 1000~1500ml，先熏后洗。

【适应证】术后水肿。

【注意事项】注意熏洗温度适宜，防止烫伤。

【出处】《黑龙江中药》2015，5（12）：26.

处方 146

中药熏蒸洗方：秦艽、苦参、黄柏、大黄、金银花、皂角刺、当归、防风、红花各 15g。

【用法】将上述中药颗粒置入 3L、温度 90℃以上水中冲泡，搁置于痔瘘坐椅下，先熏后洗，肛门部创口直接坐浴盆中，并以柔软的小毛巾擦洗创面 10~15 分钟。每天便后坐浴为佳，重者每天 2 次。

【适应证】术后水肿。

【出处】《河北医学》2004，（4）：379-380.

处方 147

三黄汤熏洗剂：黄连、黄芩各 50g，大黄 25g。

【用法】上药水煎 500ml，先熏后洗。

【适应证】术后水肿。

【出处】《甘肃中医》2019，12（2）：15.

处方 148

龙胆泻肝汤：龙胆草（酒炒）6g，黄芩（酒炒）9g，山栀子（酒炒）9g，泽泻 12g，木通 9g，车前子 9g，当归（酒炒）8g，生地黄 20g，柴胡 10g，生甘草 6g。

【用法】上药水煎500ml，先熏后洗。每天2次。

【适应证】术后水肿。

【出处】《天津中医》2014，16（5）：18.

处方149

洗痔肿痛方：鱼腥草30g，苦楝皮30g，马齿苋50g，瓦松花30g。

【用法】上药水煎500ml，先熏后洗。每天2次。

【适应证】术后水肿。

【出处】《光明中医》2018，23（4）：475.

处方150

消肿止痛汤：苦参、龙胆草、芒硝（兑入）、蒲公英、金银花、连翘、五倍子、明矾、桃仁、延胡索各10g。

【用法】上药水煎500ml，先熏后洗。每天2次。

【适应证】术后水肿。

【出处】《陕西中医》2010，15（10）：42.

处方151

水肿坐浴方：五倍子、芒硝（兑入）、升麻、鸭舌草、马齿苋各20g。

【用法】上药水煎500ml，先熏后洗。每天2次。

【适应证】术后水肿。

【出处】《辽宁中医杂志》2016，23（2）：545.

处方152

痔疮洗剂：荆芥、连翘、赤芍、五倍子、黄柏、栀子、乳香、没药、苦参、明矾、芒硝（兑入）各20g。

【用法】上药水煎500ml，先熏后洗。每天2次。

【适应证】术后水肿。

【出处】《山西中医》2013，11（6）：18.

（二）敷药法

处方 153

黄连膏加冰片：黄连 10g，当归 15g，黄柏 10g，生地 30g，姜黄 9g。

【**用法**】将上药研为极细粉末，兑入凡士林油膏加热调和均匀，外敷于水肿部位。

【**适应证**】术后水肿。

【**出处**】《中医外治杂志》2007，16（1）：22.

处方 154

金黄膏。

【**用法**】用金黄膏外敷于水肿部位。

【**适应证**】术后水肿。

【**出处**】《中国实用医药》2018，12（4）：3.

二、非药物外治法

艾灸法

处方 155

艾条。

【**操作**】距离水肿 10~30cm 处用艾条做温和灸，每次 15~20 分钟，以患者不疼、舒适为度。

【**适应证**】术后水肿。

【**出处**】《山东医学高等专科学校学报》2017，35（6）：423.

综合评按：中医学认为，肛肠病术后局部水肿是经络阻滞，气血凝滞，湿热下注所致。多种原因都可以导致术后肛缘水肿，应掌握预防为主、防治结合的原则。无论是术前还是术中、术后，应积极预防可能导致术后肛缘水肿的相关因素，尽力避免水肿的形成，一旦水肿形成，则应积极治疗。内服可用中药或西药，外用可用药物外敷、熏洗坐浴等中医特色疗法。根据《素问·至真要大论》“湿淫于内，治以苦热，佐以酸淡，以苦燥之，以淡泄之"的治湿原则，临床上亦多以活血祛瘀、清热燥湿为主，兼顾消肿止痛、行气导滞，药如黄柏、芒硝、苦参、五倍子、大黄等。虽然肛肠病术后肛门缘水肿原因很复杂，但手术操作是引起混合痔术后肛缘水肿的关键因素。因此，如何在术前评估患者病情，在手术操作中正确选择手术切口以及手术方式，是关键问题。这就需要在临床中不断总结经验，尽可能地减少肛肠病术后肛缘水肿的发生。

术后疼痛

痔疮、肛周脓肿、肛瘘、肛裂为肛门常见疾病、多发病。目前的治疗以手术为主，但术后疼痛是令医患双方都非常棘手的问题。

疼痛原因：手术损伤了组织及神经，继而导致损伤组织释放炎症介质，即致痛因子，而致痛因子引起的疼痛是术后疼痛的主要病理基础。这些致痛因子主要由肥大细胞、巨噬细胞、淋巴细胞等释放如钾离子、缓激肽、p物质、组胺、氢离子等，它们一方面作为化学感应性传入刺激信号引起疼痛，另一方面使高阈的A6和C纤维感受器发生外周敏感化。两者的综合作用使组织对正常的非伤害性刺激和阈上刺激反应增加，导致疼痛超敏，产生持久性疼痛。

一、药物外治法

（一）熏洗法

处方156

黄芩30g，黄连30g，黄柏30g，金银花30g，苍术20g，苦参20g，生地20g，延胡索30g，土茯苓20g，知母30g，川芎20g，赤芍20g。

【用法】患者术毕首次排便后，用上药水煎，先熏后洗，每次取药液200ml加开水1500ml，待水温适中约40℃时进行熏洗治疗。

【适应证】术后疼痛。

【注意事项】防止烫伤。

【出处】《云南中医中药杂志》2019，（11）：57-59.

处方 157

苦参、黄柏、五倍子、金银花、虎杖、红花、当归、川芎、赤芍、紫花地丁各 30g，制乳香、制没药各 15g，冰片 6g。

【用法】上药水煎，取药液 200ml 加开水 1000ml，待温度适宜后先熏后洗，每天 1 次。

【适应证】术后疼痛。

【注意事项】防止烫伤。

【出处】《内蒙古中医药》2018，（9）：81–82.

处方 158

虎杖 30g，蒲公英 30g，苦参 9g，五倍子 15g，当归 9g。

【用法】加水 500ml，煎煮至 125ml 备用，每天 2 剂。熏洗治疗自术后第 2 天开始，将药液加入超声药物熏洗治疗机中，先热熏 5 分钟，熏蒸温度调节到 50~60℃。温度适宜后，再水洗。

【适应证】术后疼痛。

【注意事项】防止烫伤。

【出处】《世界中医药》2013，（12）：1417–1419.

处方 159

柏硝祛毒洗剂：黄柏 10g，芒硝（兑入）30g，花椒 24g，苦参 10g，五倍子 15g，苍术 10g，地榆 15g，当归 15g，防风 10g，甘草 10g。

【用法】上药水煎，煎取 500ml，兑温水 1000ml 后先熏后洗，每天 1 次，每次持续 15 分钟，连续治疗 7 天。

【适应证】混合痔术后疼痛。

【注意事项】防止烫伤。

【出处】《山西医药杂志》2017，46（13）：5.

处方 160

中药熏洗药剂：大黄、黄柏、生地榆、苍术、马齿苋各 30g，苦参 20g，五倍子、紫草各 15g，乳香、没药各 10g。

【用法】上药水煎，煎取 200ml 加 500ml 热水熏洗，每天便后与睡前各熏洗 1 次，每次 20 分钟。

【适应证】术后疼痛。

【注意事项】防止烫伤。

【出处】《陕西中医》2016，31（6）：7.

处方 161

加减止痛如神汤：秦艽 15g，苍术 10g，桃仁 10g，皂角刺 10g，防风 10g，黄柏 20g，黄芩 20g，血竭 10g，生蒲黄 10g，苦参 15g。

【用法】上药水煎，煎取 500ml，兑温水 1000ml 后先熏后洗，每天 1 次，每次持续 15 分钟。

【适应证】术后疼痛。

【注意事项】防止烫伤。

【出处】《陕西中医》2017，31（6）：8.

处方 162

中药洗剂：五倍子、蒲公英、苦参、黄柏、马齿苋、大黄、茜草、槐角各 20g。

【用法】上药水煎，煎取 250ml，兑温水 500ml 后先熏后洗，每天 1 次，每次持续 15 分钟。

【适应证】术后疼痛。

【注意事项】防止烫伤。

【出处】《陕西中医》2010，31（6）：6.

处方 163

乳没外洗方：乳香、没药各 20g，生山栀、半枝莲各 10g。

【用法】上药水煎，煎取 300ml，兑温水 500ml 后先熏后洗，每天 1 次，每次持续 15 分钟。

【适应证】术后疼痛。

【注意事项】防止烫伤。

【出处】《辽宁中医杂志》2011，（2）：276–278.

处方 164

痔科外洗方：苍术、黄柏、黄芩、苦参各 20g，土茯苓 30g，桃仁 15g，明矾 10g。

【用法】上药水煎，煎取 250ml，兑温水 500ml 后先熏后洗，每天 1 次，每次持续 15 分钟。

【适应证】术后疼痛。

【注意事项】防止烫伤。

【出处】《陕西中医》2010，31（6）：6.

处方 165

加味苦参汤：苦参、大黄、黄芩、黄柏各 20g，紫花地丁 15g，蒲公英 10g，冰片 15g，三七 10g，赤芍 15g，芒硝（兑入）10g。

【用法】上药水煎，煎取 250ml，兑温水 500ml 后先熏后洗，每天 1 次，每次持续 15 分钟。

【适应证】术后疼痛。

【注意事项】防止烫伤。

【出处】《陕西中医》2010，31（6）：7.

（二）敷药法

处方 166

冰片乳膏。

【操作】用生理盐水清洗创面，然后涂一层冰片乳膏，乳膏用量以完全覆盖整个创面为宜，最后以无菌纱布覆盖，用胶布固定。亦可采用暴露疗法。每天换药 3~4 次，创面结痂切勿揭掉。

【适应证】术后疼痛。

【出处】《实用护理杂志》1995，23（2）：33.

二、非药物外治法

（一）穴位埋线法

处方 167

长强穴。

【操作】混合痔术后完成后，用安而碘棉球消毒肛门至尾骨尖之间区域，定位长强穴，使用 9 号不锈钢埋线针，垂直刺入 2.3cm，退针的同时，将针芯内 2cm 羊肠线埋入长强穴。

【适应证】术后疼痛。

【注意事项】严格消毒，防止感染。

【出处】《河北中医》2015，37（1）：8.

（二）针刺法

处方 168

双侧次髎、承山、束骨穴。

【操作】患者取俯卧位，穴位局部皮肤行常规消毒，次髎穴进针 40~50mm，尽量针入第 2 骶后孔中；承山直刺 40~50mm；束骨直刺 15~25mm。以上穴位针刺得气后，均行平补平泻手法，行针 5 分钟后，双侧次髎、承山分别接 6805-2 电针仪，选连续波，频率 50Hz，次髎接负极，承山接正极，强度以患者可以耐受为准。留针 30 分钟。

【适应证】术后疼痛。

【出处】《上海针灸杂志》2012，31（8）：8.

综合评按：术后疼痛一般分为胀痛和切口疼痛，胀痛可因内痔结扎或粪便嵌顿于直肠而导致，切口疼痛多由慢性切割、结扎或者切口创面污染、摩擦所导致，二者均可归结为“不通则通”，因此治疗多以通为主，或予以清热利湿，或予以活血化瘀。术后疼痛多影响患者的就医体验，因此缓解患者的术后疼痛是肛肠手术术后治疗中的关键一环。常规治疗建立在大便通畅，切口创面清洁的基础上，疗效明显。综合治疗术后疼痛是关键。

术后尿潴留

临床上引起尿潴留的原因很多，一般可分为阻塞性和非阻塞性两类。痔疮术后尿潴留是由于手术麻醉引起排尿功能障碍的非阻塞性尿潴留，探索痔疮术后尿潴留有效的防护措施具有重要的现实意义。

一、非药物外治法

敷药法

处方 169

温阳利尿散：肉桂 400g，吴茱萸 300g，冰片 20g。

【操作】取肉桂 400g，吴茱萸 300g，打碎与冰片 20g，拌匀后用三花酒浸没 24 小时，再用塑料密封袋分装成 10 袋，密封置冰箱内备用。

将温阳利尿散烫疗包用微波加热 3 分钟，装入布袋，干湿度以布外渗出少量药汁为宜。沿神阙、三阴交、气海、关元、中极、曲骨等穴来回推烫，力量要均匀，开始时用力要轻，速度可稍快，随着药袋温度的降低，力量可增大，速度减慢，药袋温度过低时重新用微波加热。上述相应穴位处稍加力量按压，操作过程 15 分钟，如中途患者尿意较强，可让患者排尿。

【适应证】术后尿潴留。

【注意事项】推烫力量要均匀。

【出处】《护士进修杂志》2007，22（7）：4.

处方 170

吴茱萸中药热奄包。

【操作】将吴茱萸与粗盐各 250g，混合炒热后以布袋密封，待布袋温度降至约 40℃时放置在患者神阙、气海及中极穴位区域 30 分钟，熨烫的同时辅以均匀的力度轻柔。若治疗时患者尿意较强，可让患者排尿。

【适应证】术后尿潴留。

【出处】《湖南中医杂志》2015，31（3）：60.

二、非药物外治法

（一）艾灸法

处方 171

关元、气海、中极等。

【操作】点燃艾条，在距离腹部关元、气海、中极等穴位 2~3cm 处施灸，直到患者有温热感且局部皮肤发红但无灼痛感为止。每天 1 次，每次 20 分钟。

【适应证】术后尿潴留。

【出处】《实用临床护理学杂志》2017，2（2）：2.

处方 172

关元穴。

【操作】患者仰卧，取腹正中线肚脐下 3 寸处关元穴，将 5cm 长艾条，置于艾灸盒中，一端点燃，合上温灸盒，将温灸盒放置于关元穴上，中间用薄棉垫相隔以防烫伤，放置 15 分钟，至局部皮肤发红为止。

【适应证】术后尿潴留。

【注意事项】施灸过程严密观察患者病情及施灸反应，询问患者自觉症状，注意保暖。施灸后及时熄灭艾火，防止复燃。

【出处】《浙江中西医结合杂志》2014，24（9）：8.

（二）综合疗法

处方 173

冰片脐疗配合艾灸。

【操作】患者取仰卧位，将艾条点燃并放置于灸盒中，放置于关元、中极穴上，治疗 15 分钟。再取小指头大葱白 10g，加冰片 15g，混合后捣成膏状，取直径约 2.5cm、厚度 0.3cm 的量。患者取仰卧位（注意保暖）用 75% 乙醇消毒脐及脐周皮肤，将制作好的药膏贴敷在患者神阙穴上，外覆 5cm × 5cm 的胶布贴。艾灸结束，再以适宜力度顺时针按摩脐周 5 分钟，8

小时后取下胶布贴。

【适应证】术后尿潴留。

【出处】《中外医学研究》2017，15（26）：110–111.

（三）针刺法

处方 174

三阴交。

【操作】选用一次性毫针，充分暴露穴位，常规消毒皮肤表面及毫针，直刺 1~1.5 寸，采用平补平泻手法捻转毫针，待患者自觉有酸胀感后，留针 10~20 分钟，出针。

【适应证】术后尿潴留。

【注意事项】注意针刺手法。

【出处】《新中医》2012，44（4）：4.

（四）耳穴压豆法

处方 175

耳穴：肾、交感、膀胱、外生殖器、皮质下、尿道、神门。

【操作】准确定位后，以 75% 乙醇消毒耳穴皮肤，取粘有王不留行的小块胶布，将药籽对准穴位，固定后以手指压迫，压紧即可。嘱患者将拇指放在耳郭后、食指和中指放在耳郭前，按压所贴耳穴，每天 3~4 次，睡前按压 1 次，使其出现酸、胀、痛、热等感觉。多在 0.5~5 小时见效，连续治疗 2 天即可。

【适应证】术后尿潴留。

【出处】《中国中医急症》2005，14（9）：5.

（五）推拿法

处方 176

肾经。

【操作】治疗时患者仰卧于舒适床面，以肾经下肢后内侧循行路线推拿治疗为主。在施术路线过程中途经阴谷、太溪等穴位处予以点按，从而达到增强激发经气的作用。若施术方便，可由肾经下肢后内侧循行路线按揉至足底部循行路线，着重刺激涌泉穴，因其在人体下部，取其“引水下行”之意。施术过程中尽量使患者下肢后内侧自觉有温热气流游走，并由施术者引导温热气流由下肢后内侧向会阴部走行。

【适应证】术后尿潴留。

【出处】《亚太传统医药》2020，16（1）：134-135.

（六）热敷法

处方 177

骶尾部。

【操作】操作前准备45~50℃温水，另备1罐70℃左右的热水作加温用，以及水温计、清洁毛巾、便盆或接尿器、橡胶单、治疗巾。必要时加屏风。

具体操作方法：操作者洗手，备齐用物携至患者床旁，根据气候关闭门窗，遮挡患者，向患者解释，使其配合。协助患者取正确的卧位，不习惯卧位排尿者，视病情情况，取坐位或半卧位，铺橡胶单、治疗巾、臀部置便盆，侧卧位者可置接尿器或取患者清洁塑料盆也可。将毛巾浸入事先准备好的温水中，拧至半干，迅速敷于尾骶部，持续5~7秒，直径范围10cm左右，1次效果不佳者，可重复以上动作3~4次。患者往往在热敷的瞬间产生尿意并自动排尿。

【适应证】术后尿潴留。

【出处】《中国民康医学》2005，17（1）：6.

综合评按：尿潴留属于中医学淋证和癃闭范畴。肛门直肠是一个具有复杂生理功能的器官，并与尿道、前列腺、膀胱颈等相邻。肛门直肠和前阴分主二便之排泄，二者的关系较密切，所以在部分痔瘘病患经手术治疗后，由于手术对肛门直肠及邻近组织的牵拉、挤压、损伤等引起局部水肿、剧痛，导致反射性尿道和膀胱括约肌痉挛而出现排尿困难、小腹胀满、二阴坠胀等症状。对这些术后的病症，采用中医外治法予以治疗，具有一定的疗效。

术后肛门坠胀

肛门坠胀是由于植物神经功能紊乱而导致的一种肛门部位神经官能症，有临床症状，但没有阳性体征，大多与患者情绪改变有关。肛门部位坠胀的病因复杂，表现为肛门部位出现胀满、重坠感。肛门坠胀在中医学中没有确定的疾病名称，与“后重”的症状较相似。中医学对肛门坠胀病因的认识较多，认为主要有“寒、热、虚、实”之别，病机为湿热之邪滞留，结聚于大肠，阻碍滞留大肠气机而发生里急后重、肛门部位坠胀。

一、药物外治法

（一）熏洗法

处方178

肉桂15g，干姜15g，丁香10g，木香5g，独活5g，细辛5g，白芷20g，川椒100g。

【用法】水煎外用，取100ml药液加热水配成400ml，先熏后洗，每天2次。

【适应证】肛门术后坠胀。

【出处】《云南中医中药杂志》2020，3（1）：38.

处方179

黄芩30g，黄连30g，黄柏30g，百部20g，苍术20g，川芎20g，苦参30g，金银花20g，土茯苓30g，五倍子20g，延胡索30g。

【用法】水煎外用，取100ml药液加热水配成400ml，每天2次，先熏后洗。

【适应证】肛门术后坠胀。

【出处】《辽宁中医药大学》2003，5（3）：42.

处方180

马齿苋30g，鱼腥草15g，苍耳子12g，地肤子15g，苦楝根皮10g，枳壳 10g，白芷 6g，冰片 6g，五倍子 6g，白术 12g，黄芪 30g。

【用法】将上药浸泡 30 分钟后，煎至 1500ml，将药液倒入盆中，以热气熏蒸肛门，每天 1 剂，晨起（便后）及睡前各 1 次，每次使用前加温、加水即可，7 天为 1 个疗程。

【适应证】肛门术后坠胀。

【出处】《中医中药》2006，3（1）：18.

（二）坐浴法

处方 181

苦参 20g，生大黄 20g，地肤子 15g，金钱草 15g，明矾 10g，五倍子 15g，苍耳子 10g，芒硝 10g，白术 25g 等。

【用法】将以上药物干燥、粉碎、过筛、灭菌、装袋，每包 10g，每次 1 包。将中药粉剂倒入盆内，用 1500~2000ml 沸水加盖浸泡 1~3 分钟，患者坐在盆上坐浴，每次 20~30 分钟。待温度适宜后，将整个肛门患处浸泡在药液中 30 分钟。每天 2 次，持续 7 天。

【适应证】肛门术后坠胀。

【出处】《中国临床护理》2012，3（4）：2.

（三）灌肠法

处方 182

苦参 20g，黄连 10g，黄柏 15g，白及 15g，厚朴 15g，黄芪 20g，地榆 15g，枳壳 15g，陈皮 10g，桃仁 10g，木香 15g，三七 15g。

【用法】将上述药浓煎 50~100ml，过滤备用。温度以 37~38℃为宜，灌肠前排空大、小便，以感觉舒适、无便意为度。灌肠后，卧床休息 1 小时以上或更久，7 天为 1 个疗程。

【适应证】肛门术后坠胀。

【出处】《安徽医药》2012，6（1）：31.

处方 183

大黄牡丹皮汤加减灌肠：大黄颗粒 10g，牡丹皮颗粒 10g，桃仁颗粒

10g，芒硝颗粒 10g，冬瓜子颗粒 10g。加减法：若肛门疼痛明显，加白芷颗粒 10g，甘草颗粒 10g；若自觉肛门肿胀明显，加马齿苋颗粒 10g。

【用法】将药物颗粒倒入 100ml 沸水中，充分搅拌，使颗粒完全融化后，放置散热后，温度以不烫手为宜，建议采取膝胸位，将软管插入肛门 5~10cm，不可太短，以免药液溢出。用 50ml 注射器抽取药液，经软管灌入肛门。早晚各 1 次，每次 50~100ml。

【适应证】肛门坠胀。

【出处】《中国中医药现代远程教育》2019，4（17）：7.

处方 184

自拟活血生肌方：滑石粉 20g，龙骨 15g，硼砂 10g，浙贝母 10g，冰片 6g。

【用法】将上述药物加水 200ml 煎至 50ml，充分暴露肛门，将温度 38~40℃药液注入无菌推注器并缓慢插入肛门直肠内 6~8cm，要求患者静卧休息超过 1 小时。治疗时间为 7 天。

【适应证】肛门坠胀。

【出处】《中医药导报》2017，2（23）：4.

处方 185

冰片 6g，浙贝母 10g，硼砂 10g，龙骨 15g，川芎 15g，滑石粉 20g。

【用法】将上药加入水 200ml，温火煎至 50ml。暴露肛门，确保药液温度在 38~40℃范围内，将其注入无菌推注器中，插入肛门直肠中 7cm 左右，再缓慢注入药物，并嘱患者静卧 1 小时。持续治疗 7 天。

【适应证】肛门坠胀。

【出处】《云南中医中药杂志》2018，（39）：8.

处方 186

自制中药灌肠方：黄柏 15g，苦参 15g，金银花 15g，红藤 20g，桃仁 10g，红花 10g，丹皮 20g，赤芍 10g，延胡索 15g，芒硝（兑入）15g，枯矾 15g。

【用法】上述药物浓煎取液 100ml，患者取左侧卧位，将煎好的 100ml

汤药温度控制在37~40℃，用一次性输液器缓慢滴入直肠，使药物在直肠内保留30分钟左右。持续治疗7天。

【适应证】轻度肛门坠胀感。

【出处】《中国肛肠病杂志》2018，3（2）：38.

处方187

滑石粉20g，龙骨15g，硼砂10g，浙贝母10g，冰片6g。

【用法】上药加水200ml煎至50ml。充分暴露肛门，将温度38~40℃的药液注入无菌推注器，并缓慢插入肛门直肠内6~8cm，并嘱患者静卧休息1小时以上。

【适应证】肛门术后坠胀。

【出处】《中医药导报》2006，6（2）：28.

二、非药物疗法

针灸疗法

处方188

长强、秩边。

【操作】患者取俯卧位，穴位皮肤常规消毒。针刺长强穴时针尖向上与骶骨平行刺入30~40mm，缓慢进针，使局部有沉胀感；针刺秩边穴时针尖斜向肛门，令针感到达肛门，两穴均留针30分钟。留针期间，将温灸盒置于骶尾部，取艾条点燃后插入艾灸盒，每次灸20~30分钟。每天1次，5天为1个疗程，间隔3天进行第2个疗程。

【适应证】肛门术后坠胀。

【出处】《中国针灸》2016，6（36）：6.

处方189

长强、双侧承山及次髎穴。

【操作】患者取俯卧体位，以酒精棉球擦拭消毒施术者手指及患者局部皮肤，用2寸毫针直刺长强、双侧承山及次髎穴，采用捻转泻法，得气后留针，每间隔10分钟行针一次，刺激量以患者能耐受为度，每次留针30分钟。

每天 1 次，7 天为 1 个疗程，治疗 1 个疗程。

【适应证】混合痔术后肛门坠胀。

【出处】《中医临床研究》2016，8（22）：6.

处方 190

神阙穴。

【操作】患者取平卧位或半坐卧位，取艾条 5cm 长，点燃放入艾灸盒，将艾灸盒置于神阙穴，距离以局部有温热感、患者能耐受、无灼痛为宜，根据艾条燃烧情况随时调整距离，患者自行调整，一般不会导致皮肤灼伤。每次 20 分钟，每天 2 次。7 天为 1 个疗程，治疗 2 个疗程。

【适应证】术后肛门坠胀。

【注意事项】交待患者注意勿使距离太远而达不到疗效，标准艾灸盒的艾灰不会灼伤到皮肤。治疗期间忌辛辣燥热食品，多进食蔬菜、水果，水果以香蕉为主，保持大便正常；适当活动，促进肠蠕动，避免剧烈运动。

【出处】《云南中医中药杂志》2016，（37）：5.

综合评按：治疗肛门术后坠胀的外治方法很多，一般通过提肛运动可以强化肛门括约肌收缩，增强肛门括约肌收缩能力，促进切口水肿的吸收消退，减少切口水肿对肛门括约肌关闭机制的影响，减轻坠胀感。提肛肌群属盆底随意肌，通过有意识的节律性收缩进行提肛运动增强盆底肌肉的收缩力，刺激肠壁感觉神经末梢，从而改善直肠的血液循环，提高肛门括约肌的弹性，有效控制排便，并在促进肛管直肠环收缩的同时逐渐在大脑皮质形成控制排便的兴奋性，同时刺激肠壁感觉神经末梢，使直肠运动加强，促进肠蠕动，减轻肛门坠胀。药物外治直达病所，促进药物直接治疗作用的发挥，还有辅助的温热刺激、化学刺激和机械物理刺激等，以加速血液循环，促进药物的渗透、吸收，从而增强全身效应，减轻坠胀。

第十四节　肛周皮肤病

肛门湿疹

肛门湿疹相当于中医肛门顽湿，中医学文献中亦称为“浸淫症”“绣球风”“风湿疡”。中医学对本病很早就有记载。《医宗金鉴·外科心法要诀》中记载：“此证初如粟米，而痒兼痛，破流黄水，浸淫成片，随处可生。由脾胃湿热，外受风邪，相搏而成。”表明肛门顽湿与湿热有关。如风盛则瘙痒不止，湿盛则糜烂流水，风湿互结，发为风湿疡。如日久湿邪凝滞，耗伤阴血，肌肤失养，则见皮厚如革，干枯皲裂，发为顽湿。总之，急性者多因湿热客于肌肤而成；慢性者则多为血虚风燥或脾虚所致。

1. 临床诊断

皮损形态有多形性，有渗出倾向，常对称分布，反复发作，有慢性倾向，瘙痒剧烈。

2. 中医分型

（1）湿热浸淫型：皮肤潮红、丘疹、丘疱疹、水疱、糜烂、渗液，自觉灼热、瘙痒，可伴有心烦，口渴。舌红，苔黄，脉滑数。

（2）脾虚湿蕴型：皮损色淡或褐，有红斑、丘疹、丘疱疹、少量渗液或皮肤肥厚、粗糙，自觉瘙痒，可伴有食少，腹胀便溏。舌淡胖，苔腻，脉濡或滑。

（3）血虚风燥型：皮损肥厚粗糙、鳞屑、苔藓样变、色素沉着，自觉阵发性瘙痒，夜间加重，可伴心烦失眠。舌淡红，脉弦细。

药物外治法

（一）熏洗法

处方 191

湿疹洗药：金银花、白鲜皮各 30g，黄连、黄柏、苦参、苍术、枯矾各 12g。

【用法】将上药浸泡 30 分钟后，煎至 1500ml，将药液倒入盆中，先以热气熏蒸肛门，待药液温度转温后再行坐浴 15 分钟。

【适应证】湿热浸淫型急性肛周湿疹、肛门瘙痒症等。

【注意事项】每次便后需先清洗肛门后再使用。

【出处】陆德铭，陆金根 .《实用中医外科学》上海科学技术出版社 .

处方 192

止痒洗药：蛇床子、地肤子、苦参、黄柏、鹤虱各 15g，蜂房、生大黄、生杏仁、枯矾、白鲜皮、大枫子、蝉蜕、丹皮各 10g。

【用法】上药水煎取 1000ml，将药液倒入盆中，先以热气熏蒸肛门，待药液温度转温后再行坐浴 20 分钟。

【适应证】血虚风燥型肛门瘙痒症、肛周急性湿疹等肛门皮肤病。

【注意事项】每次便后需先清洗肛门后再使用。

【出处】陆德铭，陆金根 .《实用中医外科学》上海科学技术出版社 .

处方 193

祛风洗药：生川乌、生草乌、皂角、牛蒡子、荆芥、防风、苦参、泽兰叶、蛇床子、赤芍、川椒、白鲜皮、鹤虱各 15g，大枫子 24g，丹皮 10g。

【用法】将上药浸泡 30 分钟后，煎至 500ml，将药液倒入盆中，先以热气熏蒸肛门，待药液温度转温后再行坐浴 15 分钟。

【适应证】血虚风燥型肛门瘙痒、慢性肛周湿疹。

【注意事项】每次便后需先清洗肛门后再使用。

【出处】陆德铭，陆金根 .《实用中医外科学》上海科学技术出版社 .

处方 194

生地榆 30g，马齿苋 30g。

【用法】将上药浸泡 30 分钟后，煎至 400ml，将药液倒入盆中，先以热气熏蒸肛门，待药液温度转温后再行坐浴 15 分钟。

【适应证】湿热型肛门湿疹。

【注意事项】每次便后需先清洗肛门后再使用。

【出处】陆德铭，陆金根 .《实用中医外科学》上海科学技术出版社 .

处方 195

蛇床子 15g，苦参 20g，川椒 10g，艾叶 10g，明矾 30g。

【用法】加水 200ml，煮沸后静置候温，坐浴熏洗局部，每天 2 次。

【适应证】湿热型和脾虚湿蕴型肛门湿疹。

【注意事项】每次便后需先清洗肛门后再使用。

【出处】陆德铭，陆金根 .《实用中医外科学》上海科学技术出版社 .

处方 196

花椒 15g，枯矾 15g，芒硝 30g。

【用法】加水 200ml，煮沸后静置候温，熏洗患处，每天 2 次。

【适应证】脾虚湿蕴型肛门湿疹。

【出处】陆德铭，陆金根 .《实用中医外科学》上海科学技术出版社 .

（二）敷药法

处方 197

陀柏散：密陀僧 30g，黄柏 20g，冰片 2g。

【用法】上药各自研末，调匀，外涂患处。有渗出时用干敷，无渗出时用麻油调敷。

【适应证】急性湿热浸淫型肛门湿疹。

【注意事项】每次便后需先清洗肛门后再使用。

【出处】李曰庆 .《中医外科学》上海科学技术出版社 .

处方 198

湿毒膏：青黛 150g，黄柏 310g，煅石膏 310g，炉甘石 180g，五倍子 90g。

【用法】上药各自研末，用凡士林油膏调制，每次取 10g 涂敷患处，外用纱布包扎固定。

【适应证】湿热浸淫型肛门湿疹。

【注意事项】每次便后需先清洗肛门后再使用。

【出处】李春雨，高枫，任东林 .《肛肠病学》高等教育出版社 .

处方 199

五倍子散：五倍子 30g，芒硝 25g，桑寄生 15g，莲房 15g，荆芥 15g。

【用法】上药研末，由凡士林油膏调制，每次取 10g 涂敷患处，能收湿止痒。

【适应证】血虚风燥型肛门湿疹。

【注意事项】每次便后需先清洗肛门后再使用。

【出处】李春雨，高枫，任东林 .《肛肠病学》高等教育出版社 .

处方 200

黄柏 25g，苍术 15g，地骨皮 15g，牡蛎粉 15g，青黛 5g，冰片少许。

【用法】上药共为细粉，取 10g 粉末用油调涂患处，或干撒患处。

【适应证】湿热浸淫型肛门湿疹。

【注意事项】每次便后需先清洗肛门后再使用。

【出处】李春雨，高枫，任东林 .《肛肠病学》高等教育出版社 .

处方 201

松香、广丹各 30g，枯矾 15g，轻粉 9g，青黛 9g，官粉 15g，黄柏 25g，黄连 9g。

【用法】上药共为细粉，取 10g 粉末用麻油调涂患处。

【适应证】湿热浸淫型肛门湿疹。

【注意事项】每次便后需先清洗肛门后再使用。

【出处】李春雨，高枫，任东林 .《肛肠病学》高等教育出版社 .

处方 202

硫黄、枯矾各 90g，煅石膏 500g，冰片 1g，青黛 30g。

【用法】上药研成细末，用菜油调，取 20g 涂于患处。

【适应证】各型湿疹。

【注意事项】每次便后需先清洗肛门后再使用。

【出处】陆德铭，陆金根 .《实用中医外科学》上海科学技术出版社 .

处方 203

煅石膏、枯矾各 12g，雄黄 3g，冰片 1g。

【用法】上药研成细末，用凡士林 60g 调膏外涂。

【适应证】湿热浸淫型肛门湿疹。

【注意事项】每次便后需先清洗肛门后再使用。

【出处】陆德铭，陆金根 .《实用中医外科学》上海科学技术出版社 .

处方 204

生黄柏、生苍术各等份。

【用法】上药研成细末，用香油调涂。

【适应证】湿热浸淫型肛门湿疹。

【注意事项】每次便后需先清洗肛门后再使用。

【出处】陆德铭，陆金根 .《实用中医外科学》上海科学技术出版社 .

处方 205

龙胆草 60g。

【用法】煮水湿敷。

【适应证】急性湿热浸淫型湿疹。

【注意事项】每次便后需先清洗肛门后再使用。

【出处】陆德铭，陆金根 .《实用中医外科学》上海科学技术出版社 .

（三）坐浴法

处方 206

肛门湿疹坐浴方：百部 20g，侧柏叶 15g，薄荷 10g，防风 15g，白芷

12g，川椒 12g，大枫子（打碎）15g，浮萍 8g，蝉蜕 6g，蛇床子 10g，黄柏 18g，苦参 18g，陈皮 10g，甘草 10g，金银花 20g。

【用法】上药放入坐浴盆，加水半盆，泡 20 分钟，将坐浴盆上火煮，开锅后用小火煮 20 分钟，置于阴凉处备用。每次用时将药略加温坐浴，禁止熏烫高温、搔抓等刺激。药物每次用完后，烧开后置于阴凉处，防止变质，可反复用 1 周。

【适应证】血虚风燥型肛门湿疹。

【出处】陆德铭，陆金根 .《实用中医外科学》上海科学技术出版社 .

综合评按：治疗本病当首辨虚实，细察正邪之盛衰。实证多以湿热为主，夹有风邪，舌苔腻，脉弦滑。虚证则多因血虚风燥，舌质尖红，苔少，脉细数。其次，当辨寒热。寒证渗液色清无味，病程缠绵，舌淡，苔滑。热证渗液色黄味臭，发病急，舌红，苔黄。第三，当辨瘙痒。若瘙痒剧烈，皮损红肿，多为湿热；瘙痒日轻夜重，皮损结痂、鳞屑，多为血虚夹风。

中药熏洗法在治疗肛周湿疹中有独特的优势，可使药力直达患处，疏通腠理，调和气血，减轻患处瘙痒、皮损等不适，具有使用方便、治愈率高、复发率低、疗程较短、不良反应小、安全可靠等优点。目前有洗剂代替膏剂的趋势。无渗液时，可用复方蛇床子洗剂等；有渗液时，可用燥湿洗药、解毒洗药等冷湿敷。湿敷后，用五倍子散等调糊涂局部。

《当代中医外治临床丛书》
参编单位

（排名不分先后）

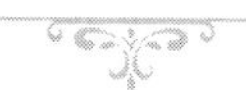

总主编单位

河南大学中医药研究院
中华中医药学会慢病管理分会
开封市中医院
海南省中医院
北京中医药大学深圳医院

副总主编单位（排名不分先后）

北京中医药大学
南京中医药大学
山东中医药大学
河南大学中医院
黑龙江中医药大学
辽宁中医药大学
四川省第二中医医院
浙江省义乌市中医医院
南阳理工学院张仲景国医国药学院
湖北省英山县人民医院
河南省中医糖尿病医院
江西省高安市中医院
河南省长垣中西医结合医院
甘肃省兰州市中医医院
甘肃省兰州市西固区中医院
河南省开封市儿童医院
河北省馆陶县中医院
湖北省咸宁市中医院
湖北省武穴市中医院
中日友好医院

编委单位（排名不分先后）

河南省中医院
河南省开封市第五人民医院
南阳理工学院张仲景国医国药学院
河南省郑州市中医院
开封市中医糖尿病医院
河南省项城市中医院
广东省深圳市妇幼保健院
河南省荥阳市中医院

山东省聊城市中医院
中国人民解放军陆军第83集团军医院
甘肃省兰州市西固区中医院
成都中医药大学
江苏省扬州市中医院
江苏省盐城市中医院
江苏省镇江市中医院
河北省石家庄市中医院
河南省三门峡市中医院
河南省三门峡市颐享糖尿病研究所
河南省安阳市中西医结合医院
河南省林州市人民医院
广州中医药大学顺德医院附属均安医院
河南省南阳市中医院
河南省南阳名仁医院
河南省骨科医院
河南省濮阳市中医院
四川省南部县中医院
贵州省福泉市中医院
浙江省义乌市中医医院
海南省三亚市中医院
黑龙江省安达市中医医院
湖北省天门市中医医院
湖北省老河口市中医医院
深圳市罗湖区中医院